Nadine Weiland

Hips don't lie

MIX
Papier | Fördert gute Waldnutzung
FSC® C106954

Druckprodukt mit finanziellem
Klimabeitrag
ClimatePartner.com/17357-2407-1003

Originalausgabe
1. Auflage 2025
Verlag Komplett-Media GmbH
Konradinstr. 5
81543 München
+49 (89) 69989435-0
info@komplett-media.com
www.komplett-media.de
ISBN: 978-3-8312-0643-8
Auch als E-Book erhältlich

Lektorat: Redaktionsbüro Diana Napolitano, Augsburg
Korrektorat: Elisa Garrett, Bayreuth
Umschlaggestaltung: FAVORITBUERO, München
Illustrationen: Heike Kmiotek, www.heike-kmiotek.de
Satz: Daniel Förster, Belgern
Druck & Bindung: Florjancic tisk d.o.o., Maribor
Gedruckt in der EU

Aus Gründen der besseren Lesbarkeit wird bei Personenbezeichnungen und personenbezogenen Hauptwörtern in diesem Buch die männliche Form verwendet. Entsprechende Begriffe gelten im Sinne der Gleichbehandlung grundsätzlich für alle Geschlechter. Die verkürzte Sprachform hat nur redaktionelle Gründe und beinhaltet keine Wertung.

Nadine Weiland

Hips don't lie

Wie du Emotionen, Stress und Anspannungen in den Hüften löst und dabei Körper und Psyche stärkst

KOMPLETTMEDIA

Vorwort

Wenn ich eines in meinem Leben und in meiner langjährigen Arbeit als Yogalehrerin gelernt habe, dann dass unser Körper uns mehr sagen möchte, als wir glauben.

Dieses Buch ist mein Versuch, all das, was ich über die Hüften und ihre unglaubliche Verbindung zu Körper und Seele gelernt habe, mit dir zu teilen.

Ich hoffe, ich kann dich mit diesem Buch inspirieren – sei es durch neue Erkenntnisse, Momente der Reflexion oder körperliche Bewegung.

Alles Liebe

Deine Nadine

Wie du dieses Buch nutzt

Dieses Buch soll dich auf eine Reise zu einem tieferen Verständnis deines Körpers und vor allem deiner Hüften mitnehmen. Ich möchte dich einladen, dieses Buch nicht nur zu lesen, sondern auch aktiv mitzumachen. Neben praktischen Übungen für Körper und Geist findest du hier außerdem jede Menge Wissen sowie Reflexionsübungen, für die du einen Stift, ein Blatt Papier und ein wenig Zeit an einem ruhigen Ort benötigst.

- Die Entspannungsübungen kannst du entweder im Sitzen – z. B. auf einem Stuhl oder deinem Sofa – oder auch im Liegen machen. Wenn du eine Matte hast, kannst du die Übungen natürlich darauf durchführen.
- Es gibt drei Übungen, für die du eine Faszienrolle oder einen Faszienball beziehungsweise einen Tennisball benötigst. Solltest du diese Hilfsmittel nicht haben, kannst du die entsprechenden Übungen einfach auslassen. Sie sind lediglich als Inspiration gedacht.
- Meine Übungen richten sich an sportgesunde Menschen und ersetzen nicht den Besuch bei einem Arzt oder einer Therapie. Solltest du Beschwerden haben oder unsicher sein, halte bitte vor Beginn der Übungen Rücksprache mit deinem Arzt oder Therapeuten. Eine Haftung kann nicht übernommen werden.
- Am Ende jedes Kapitels findest du die sogenannten »Hip Facts«. Mithilfe dieser Fakten habe ich die zehn wichtigsten Punkte des Kapitels noch einmal stichpunktartig zusammengefasst. Solltest

du also zu einem späteren Zeitpunkt noch einmal auf der Suche nach einer Information sein, kannst du einfach zurückblättern und schauen, ob du sie in den Hip Facts findest.

An einigen Stellen findest du ein farblich markiertes Feld mit der Überschrift »Good to know«. Dieses Feld bietet zusätzliche Hintergrundinformationen, die für den Verlauf des Buches lediglich ergänzend und für den einen oder anderen bestimmt spannend sind.

Dieses Buch vermittelt grundlegende Informationen zur Anatomie der Hüfte. Es erhebt keinen Anspruch auf Vollständigkeit, ist kein anatomisches Nachschlagewerk und dient im anatomischen Bereich lediglich dazu, ein Basisverständnis für die Funktion der Hüfte zu schaffen. Hier und da wird in diesem Buch der Begriff »Trauma« oder »traumatisch« verwendet. In diesem Zusammenhang möchte ich klarstellen, dass der Begriff vielseitig ist und sowohl körperliche als auch psychische Verletzungen umfassen kann. Die Verarbeitung eines Traumas ist individuell und erfordert professionelle Unterstützung. Ich weise ausdrücklich darauf hin, dass dieses Buch keine Therapie oder Heilung von Traumata – sei es psychischer oder physischer Natur – anbietet. Die Inhalte dieses Buches dienen ausschließlich der allgemeinen Information und Inspiration. Sie ersetzen weder eine medizinische, psychologische noch therapeutische Diagnose oder Behandlung. Solltest du unter einem Trauma oder anderen gesundheitlichen Einschränkungen leiden, empfehle ich dringend, professionelle Hilfe durch einen Arzt, Therapeuten oder Psychologen in Anspruch zu nehmen.

Bei der Wahl der Formulierungen war es mir wichtig, geschlechtergerechte Sprache zu berücksichtigen. In diesem Buch werden daher Begriffe in der weiblichen oder männlichen Form verwendet, was jedoch alle Geschlechter einschließt – auch jene, die sich keinem bestimmten Geschlecht zugehörig fühlen. Diese Entscheidung dient der Lesefreundlichkeit.

YOUR HIPS

don’t lie – they carry
your past, your present,
and your power.

UNBEKANNT

Let's talk hips

Mal ehrlich: Woran hast du gedacht, als du den Titel dieses Buches *Hips don't lie* gelesen hast? An Shakira, an wilde Partynächte, deine physische Hüfte und ihre Form oder an deine letzte Yogastunde, in der die Übungen für die Hüften dich an deine Grenzen gebracht haben? Ganz gleich, woran du gedacht hast – unsere Hüften sind mehr als das!

Unsere Hüften sind nicht nur ein physisches Wunderwerk und ein körperliches Gelenk, sie sind auch das Zentrum von Kraft, Flexibilität und Ausdruck. Die Bedeutung unserer Hüften für unser Wohlbefinden wird meines Erachtens oftmals unterschätzt, denn sie spielen eine Schlüsselrolle für unsere körperliche und emotionale Gesundheit.

Man sagt, dass sich all unsere Erinnerungen und die damit verbundenen Gefühle in unseren Hüften sammeln und speichern. Aber wie kann man sich das vorstellen? Ist es so wie in dem Pixar-Film »Alles steht Kopf« und die Emotionen sitzen als kleine Figuren in diesem Fall in unseren Hüften und treiben dort ihr Unwesen? Die Wut sorgt für Verspannungen, die Angst lässt meinen Beckenboden undicht werden, Kummer sorgt für Schmerzen und die Freude lässt meine Hüften schwingen, wenn ich meinen Lieblingssong höre? Vielleicht können wir es uns ja tatsächlich so ähnlich vorstellen.

Ich weiß nicht genau, wann ich zum ersten Mal von der Verbindung zwischen unseren Emotionen und unseren Hüften gehört habe. Ich glaube, dass das 2013 während meiner Zeit in New York war, in der ich eine Jivamukti-Yoga-Lehrerausbildung gemacht habe.

Seit dieser Zeit bin ich immer wieder auf der Suche nach Literatur, die mehr über die Hüfte und ihre Verbindung zu unseren Emotionen liefert. Ich konnte bisher nichts finden, was alle Informationen zusammenführt. Man findet natürlich Bücher, die die Anatomie der Hüfte beschreiben, oder auch Literatur über die Chakralehre, in der man Erkenntnisse über das Hüftchakra und die damit verbundenen möglichen Auswirkungen auf die Gesundheit findet.

In den über 20 Jahren, in denen ich jetzt als Yogalehrerin tätig bin, ist mir eines besonders aufgefallen: Wann immer ich Übungen für die Hüfte in meine Stunden einbaue oder die Hüfte als zentrales Thema in den Fokus stelle, sind meine Teilnehmer auf unterschiedliche Weisen total hin und weg. Nach einer »Hüftstunde« bekomme ich immer wieder zu hören, wie gut ihnen das getan hat, wie toll die Stunde war und wie ausgeglichen sie sich fühlen. Oft habe ich auch beobachtet, wie bei Teilnehmern nach einer Hüftstunde in der Entspannung ein paar Tränen flossen.

Zu Beginn meiner Lehrertätigkeit war ich natürlich total verwirrt und dachte, ich hätte etwas falsch gemacht. Mit der Zeit fiel mir jedoch auf, dass gerade die Arbeit mit der Hüfte große Auswirkungen auf unsere Emotionen hat und emotionale sowie körperliche Blockaden lösen kann.

Auch auf meinen Social-Media-Kanälen bekomme ich das meiste Feedback und viele Fragen zu Übungen für die Hüfte. Meine Follower und Kunden berichten mir über starke Verspannungen, Bewegungseinschränkungen sowie Schmerzen im Bereich der Hüfte.

Nicht wegzudiskutieren ist in diesem Zusammenhang natürlich unsere moderne Lebensweise, die oft dazu führt, dass wir stundenlang sitzen und uns wenig bewegen. Wir sitzen im Büro, wir sitzen im Auto, wir sitzen auf dem Sofa. Wenn unsere Hüften sprechen könnten, würden sie vermutlich fragen: »Können wir mal bitte etwas anderes machen als Sitzen?«

Ein stressiger, stark durchgetakteter Alltag hinterlässt seine Spuren in unserem Körper – besonders anfällig für Verspannungen, Schmerzen und eine eingeschränkte Beweglichkeit sind dabei unsere Hüften. Da unser Körper und unser Geist untrennbar miteinander verbunden sind, wird unser gesamtes Wohlbefinden dadurch beeinflusst.

Trotz all meiner Erfahrungen ist die Idee zu diesem Buch eher zufällig entstanden, als ich eine ganz konkrete Anfrage für dieses Buchprojekt bekam. Mein erster Gedanke war: »Was? Ich? Ein Buch über Hüften schreiben? Das kann ich doch gar nicht!« Aber dann fiel mir ein: »Das habe ich noch nie vorher versucht, also bin ich völlig sicher, dass ich das schaffe.« (inspiriert durch Pipi Langstrumpf ☺)

Ich glaube ja außerdem fest daran, dass es keine Zufälle gibt und es jetzt einfach an der Zeit war, meine Erfahrungen mit all dem zu kombinieren, was man an Literatur eben so findet. Und da du dieses Buch gerade in den Händen hältst, habe ich es wohl tatsächlich geschafft es zu schreiben.

Mein Buch fokussiert sich auf die Theorie, dass unsere Hüften Emotionen speichern. Dafür gebe ich neben ein paar Fakten zur Forschung rund um Hüftbeschwerden eine Einführung in die anatomischen Basics der Hüfte, beleuchte im Zusammenhang mit Hüftbeschwerden die Themen Stress und Anspannung und gehe außerdem auf emotionale und psychologische Aspekte ein, die in Verbindung mit körperlichen Beschwerden und unserer Hüftgesundheit stehen können. Auch die besondere Bedeutung der weiblichen Hüfte sowie ein yogischer Blick auf die Hüfte mit einem Ausflug in die Welt der Chakras finden hier ihren Platz.

Wichtig ist mir außerdem, nicht nur Wissen und alternative Ansätze mit dir zu teilen, sondern dir auch einen großen Werkzeugkasten mit an die Hand zu geben, der dich in deinem Alltag begleitet. Von speziellen Übungen für die Hüfte zum Dehnen, Mobilisieren und Kräftigen habe ich außerdem Entspannungs- und Reflexionsübungen integriert, die dich in deinem gesamten Wohlbefinden unterstützen sollen.

Ich möchte dir viele neue Denkansätze, Inspirationen und Übungen mitgeben, sodass du dieses Buch nicht nur liest, sondern am Ende auch lebst.

Hüftbeschwerden – Fakten und Forschung

Die Aussage, dass wir unsere Emotionen und unsere Geschichte in den Hüften tragen, klingt erst einmal sehr abstrakt und ist sicher nicht einfach zu greifen. Im Laufe dieses Buches wirst du jedoch ein umfassenderes Verständnis für diese Aussage entwickeln und einen neuen, ganzheitlichen Ansatz zur Betrachtung von Hüftbeschwerden kennenlernen.

Was für die meisten von uns jedoch greifbarer ist, sind Fakten und Informationen aus der Forschung. Betrachtet man die anatomischen Aspekte von Hüftproblemen und lässt alternative und psychologische Ansätze außer Acht, sind Hüftprobleme oft auf eine Vielzahl von physischen Faktoren zurückzuführen. Die Struktur unseres Hüftgelenks ermöglicht uns zwar eine große Bewegungsfreiheit, was das Gelenk aber auch anfällig für Abnutzung und Verletzungen macht.

Hüftprobleme wie Arthritis oder Hüftarthrose können viele Ursachen haben, entstehen jedoch häufig durch den Verschleiß des Knorpels, der die Gelenkflächen bedeckt und für eine reibungslose Bewegung sorgt. Die Muskulatur rund um unsere Hüfte, die für Stabilität und Beweglichkeit verantwortlich ist, kann durch langes Sitzen verspannen und zu Schmerzen und Bewegungseinschränkungen führen. Auch eine zu schwache oder überlastete Muskulatur kann Hüftprobleme verursachen.

Neben solchen strukturellen Ursachen zeigt sich jedoch auch, dass Hüftbeschwerden mehr als nur ein mechanisches Problem sind. Die Forschung belegt zunehmend, dass auch Faktoren wie hormonelle Veränderungen, Muskelungleichgewichte sowie unser Lebensstil eine entscheidende Rolle spielen können.

Aus aktuellen Statistiken zu Hüftproblemen geht Folgendes hervor:

- Hüftarthrose ist eine der häufigsten Formen von Gelenkerkrankungen weltweit. In Deutschland leiden etwa 5–10 Prozent der Erwachsenen über 60 an Hüftarthrose, und die Zahlen steigen. Mit zunehmendem Alter sind Frauen häufiger von Hüftarthrose betroffen als Männer, was in erster Linie mit den Wechseljahren und hormonellen Veränderungen zusammenhängt.[1, 2, 3]
- Laut dem Institut für Qualitätssicherung und Transparenz im Gesundheitswesen wurden in Deutschland im Jahr 2022 mehr als 240.000 künstliche Hüftgelenke eingesetzt, was Hüftoperationen zu einem der häufigsten chirurgischen Eingriffe im orthopädischen Bereich macht.[4]
- Hüftprobleme sind jedoch nicht nur bei älteren Menschen ein Thema. Gerade sportliche Aktivitäten wie Leichtathletik oder Fußball erhöhen das Risiko für Hüftverletzungen bei jüngeren Menschen. Eine Studie ergab, dass etwa 10–15 Prozent der Sportverletzungen bei jungen Erwachsenen die Hüfte betreffen.
- Das Impingement-Syndrom, bei dem es zu einer unnatürlichen Reibung im Hüftgelenk kommt, tritt ebenfalls zunehmend bei jungen Sportlern auf.[5]
- Rund 30 Prozent der Menschen, die wegen Rückenschmerzen behandelt werden, haben gleichzeitig auch Beschwerden in der Hüfte. Es gibt also einen Zusammenhang zwischen Hüft- und Rückenproblemen. Diese beiden Bereiche sind anatomisch miteinander verbunden, weshalb eine Disfunktion oder Schwäche in der Hüfte oft Rückenschmerzen verursachen kann.[6]
- Studien zeigen, dass Frauen insgesamt anfälliger für bestimmte Hüftprobleme sind als Männer. Das liegt nicht nur an den anatomi-

schen Unterschieden, sondern auch an hormonellen Schwankungen, die die Stabilität und die Stärke von Muskeln und Bändern beeinflussen können.[7]

Anatomische Probleme entstehen also häufig durch Muskelungleichgewichte, Überlastungen, Gelenkverschleiß oder Verletzungen. Hüftprobleme sind weit verbreitet und betreffen nicht nur ältere Menschen. Altersbedingte Veränderungen sind natürlich normal, aber wir können Bewegungseinschränkungen und Beschwerden jederzeit vorbeugen und gezielt angehen. Ein gesunder Lebensstil und regelmäßige Bewegung können sogar das Risiko einer Hüftarthrose reduzieren.[8]

Mythen rund um die Hüfte und die Hüftgesundheit gibt es viele und ich kann verstehen, dass Schmerzen oder der Umgang mit Bewegung vor allem nach einer Operation zu Unsicherheiten führen. Ich habe eine Kundin mit einem künstlichen Hüftgelenk, die große Angst davor hatte, einen Yogakurs zu besuchen, da ihr Arzt ihr gesagt hatte, sie solle das unbedingt vermeiden. Ich stimme dem Arzt zu, dass die Teilnahme an einem Kurs mit 30 anderen Teilnehmern für meine Kundin, nennen wir sie Anna, nicht das Richtige ist. Die Übungen und Abläufe müssen auf ihre besondere Situation unbedingt individuell angepasst werden. Anna ließ der Gedanke nicht los, dass es vielleicht doch geht, denn sie wollte unbedingt einmal in ihrem Leben Yoga ausprobieren. Ich bot ihr an, dass wir eine 1:1-Stunde, also eine Stunde Privatunterricht machen könnten. Ich passte alle Haltungen so an, dass sie für Anna gut umsetzbar waren, legte den Fokus auf Haltungen, die die umliegende Muskulatur der Hüfte kräftigten und stabilisierten, vermied Rotationen im Hüftgelenk und konzentrierte mich zudem auf Übungen für den Rücken, die Schultern, den Rumpf, die Beine sowie auf Entspannungsübungen. Und Anna liebte es. Sie hatte das Gefühl, dass Yoga genau das Richtige für sie war und erklärte mir, sie habe sich nach einer Bewegungseinheit noch nie so gut gefühlt.

Yoga mit einem künstlichen Hüftgelenk ist also nicht nur möglich, sondern vielleicht sogar ein wichtiger Bestandteil der Bewegungsroutine. Der Schlüssel liegt dabei in der korrekten Anpassung der Übungen und einem gut ausgebildeten Yogalehrer. Regelmäßige Bewegung und Prävention helfen uns immer, gesünder und gestärkter durchs Leben zu gehen, unser Wohlbefinden zu steigern und emotionale Themen zu verarbeiten bzw. besser mit ihnen umzugehen.

Why Hips don't lie

Wenn wir die Theorie untermauern wollen, dass sich Emotionen in unseren Hüften speichern, müssen wir uns von den klassischen anatomischen Ansätzen und Fakten über Hüftbeschwerden etwas wegbewegen und unsere Sichtweise erweitern. Alternative Ansätze dafür, warum unsere Hüften nicht lügen, lassen sich in verschiedenen Bereichen finden. Einige davon möchte ich dir kurz vorstellen.

Die Embodiment-Theorie

Körper und Geist sind eng miteinander verbunden und beeinflussen sich gegenseitig.[9]

Besonders die Hüften – als zentrale Verbindung zwischen Ober- und Unterkörper – spielen eine Schlüsselrolle in diesem Zusammenspiel. Sind wir emotional angespannt, wirkt sich diese Anspannung auf unseren Körper aus und beeinflusst laut der Embodiment-Theorie die Art und Weise, wie wir uns bewegen. Das wirkt sich zudem auf unser Selbstbewusstsein und unser allgemeines Wohlbefinden aus.

Unsere Gefühle haben also einen direkten Einfluss auf unsere Körperhaltung – und umgekehrt.

Eine Studie der Harvard Business School fand heraus, dass eine kraftvolle Körperhaltung (»Power Posing«) das Gefühl von Selbstbewusstsein stärken und den Stresspegel senken kann. Sie unterstützt die Idee, dass der Körper unsere Emotionen nicht nur widerspiegelt, sondern aktiv beeinflusst – ein Kerngedanke der Embodiment-Theorie.[10]

Somatic Experiencing

Dieser therapeutische Ansatz wurde von Peter Levine, einem bekannten Forscher im Bereich der Körpertherapie, entwickelt. Seine Methode zielt darauf ab, Spannungen im Körper zu lösen und die natürliche Selbstregulation des Nervensystems wiederherzustellen. Peter Levine hat intensiv dazu geforscht, wie Emotionen und Traumata im Körper gespeichert werden und beschreibt, dass unser körperliches Empfinden oft mit unseren Erlebnissen verknüpft bleibt. Gerade unsere Hüften spielen dabei eine große Rolle, da sich bei Stress und Anspannung der Psoas-Muskel (→ Seite 35 ff.) anspannt und die Stressreaktion im Körper ausgelöst wird. Schaffen wir es nicht, uns wieder zu entspannen, kann das zu chronischen Schmerzen, Steifheit und Bewegungseinschränkungen führen. Auf dieses Thema gehe ich später noch einmal genauer ein (→ Seite 54 ff., »Fight or Flight: Wie Stress auf den Körper wirkt«).

Somatic Experiencing wurde entwickelt, um diese gespeicherten Spannungen im Körper wieder zu lösen und den Körper auf natürliche Weise zurück in seine Balance zu bringen. Es wird besonders bei posttraumatischen Belastungsstörungen, chronischen Schmerzen, Angststörungen sowie bei Depressionen und im Bereich des Stressmanagements eingesetzt. Peter Levine erklärt sinngemäß, dass unser Körper unsere Erfahrungen speichert, selbst wenn wir uns bewusst nicht mehr daran erinnern können.

Yoga

Einen weiteren Ansatz zu der Theorie, dass unsere Hüften Emotionen speichern, finden wir im Bereich des Yoga. In der Yogaphilosophie ist das Hüftchakra, auch Sakralchakra genannt, im Bereich der Hüfte und des Beckens verortet. Dieses Chakra steht unter anderem für unsere emotionale Ausdruckskraft, Kreativität und das Fließen von Emotionen. Laut der Chakralehre fördert ein ausgeglichenes Sakralchakra unsere Lebensfreude, innere Beweglichkeit und die Fähigkeit, Beziehungen lebendig und authentisch zu gestalten. Schmerzen, Verspannungen oder andere Probleme in der Hüftregion können daher sowohl symbolisch als auch körperlich zeigen, dass wir emotionale Lasten in unseren Hüften tragen oder Schwierigkeiten haben, Emotionen frei fließen zu lassen. Im Kapitel »Energy, Baby!« (→ Seite 83 ff.) tauchen wir tiefer in dieses spannende Thema ein und erkunden die Verbindung von Hüfte, Emotionen und Chakras.

All die verschiedenen Ansätze sind lediglich einige Beispiele, die zeigen, wie unsere Hüften eine zentrale Rolle im Zusammenspiel von Körper und Geist spielen. Wenn wir die verschiedenen Einflüsse, die Auswirkungen auf unsere Hüftgesundheit haben, verstehen, wird auch deutlich, warum Beschwerden in diesem Bereich so häufig und vielschichtig sind. Während meiner Recherche zu diesem Buch bin ich außerdem über verschiedene spirituelle Ansätze und Interpretationen von Hüftbeschwerden gestoßen, die ich dir nicht vorenthalten möchte und die dir vielleicht zusätzliche Denkanstöße geben.

Hüftbeschwerden aus ganzheitlicher Sicht

Aus ganzheitlicher oder spiritueller Sicht werden Hüftschmerzen oft als Ausdruck von inneren Konflikten betrachtet. Die Hüften stehen symbolisch für unsere Fähigkeit, uns im Leben fort- und vorwärtszubewegen und Veränderungen zuzulassen. Wenn wir also Probleme mit unseren Hüften haben, kann es aus spiritueller Sicht darauf hinweisen, dass wir in bestimmten Lebensbereichen nicht bereit sind, Veränderungen zuzulassen oder den nächsten Schritt zu gehen.

Mir ist bewusst, dass sich manche mit dem Wort »spirituell« nicht identifizieren können oder sich damit etwas schwertun. Das ging mir auch lange Zeit so. Trotzdem möchte ich an dieser Stelle eine Lanze für dieses Wort brechen und dir alternative Begriffe zur Verfügung stellen, die sich mit deiner Einstellung vielleicht eher decken. »Spirituell« bedeutet in meiner Welt nichts anderes als achtsam, ganzheitlich, bewusst, verbunden, innerlich oder seelisch.

Einige spirituelle Ansätze findest du hier:

- Louise Hay, eine bekannte spirituelle Lehrerin, schreibt in ihrem Buch »Heile deinen Körper«, dass Hüftprobleme mit der Angst verbunden sind, große Entscheidungen zu treffen. Sie definiert die Hüfte als das Zentrum von Bewegung und Veränderung. Sie glaubt, Schmerzen im Hüftbereich würden darauf hindeuten, dass es uns schwerfällt, uns auf neue Wege einzulassen und alte Muster loszulassen.
- Dr. Christiane Northrup erklärt in ihrem Buch »Frauenkörper, Frauenweisheit«, dass unsere Hüften für Stabilität und Unterstützung stehen. Folglich weisen Problem in den Hüften darauf hin, dass wir uns nicht sicher und unterstützt fühlen, sei es durch andere Menschen, unsere Lebensumstände oder unser eigenes Selbstbewusstsein.
- Rüdiger Dahlke und Thorwald Dethlefsen sprechen in ihrem Buch »Krankheit als Weg« insgesamt über die Bedeutung von körperlichen Symptomen, welche ihrer Meinung nach alle ein seelisches Thema widerspiegeln und Botschaften der Seele sind, die es zu entschlüsseln gilt. Auch (Hüft-)Schmerzen sollen ein Ausdruck des Körpers sein, dass wir emotionale Themen lösen dürfen.

Wenn wir all die Ansätze rund um unsere Hüften betrachten, wird eines ganz klar: Unsere Hüften sind ein Spiegelbild von Körper und Seele, und ihre Bedeutung reicht weit über das hinaus, was wir sehen können. Was wir sehen können, schauen wir uns im nächsten Kapitel an: Die Anatomie der Hüfte. Damit legen wir nicht nur eine Basis für unser anatomisches Verständnis, sondern auch dafür, die Verbindung von Körper, Geist und Emotionen noch besser zu verstehen.

HIP*Facts*

1. Unsere Hüfte ist ein physisches Wunderwerk, das für Kraft, Flexibilität und emotionalen Ausdruck steht.
2. Langes Sitzen und wenig Bewegung führen oft zu Hüftverspannungen, Schmerzen und eingeschränkter Beweglichkeit.
3. Hüftprobleme können sowohl körperliche als auch seelische Ursachen haben.
4. Hüftbeschwerden sind weit verbreitet und betreffen Menschen aller Altersgruppen, nicht nur ältere Personen.
5. Rund 30 Prozent der Menschen, die wegen Rückenschmerzen behandelt werden, haben gleichzeitig auch Beschwerden in der Hüfte.
6. Es gibt viele Mythen rund um die Hüfte, zum Beispiel dass Schmerzen in der Hüfte im Alter normal sind oder Yoga nach einer Hüftoperation tabu ist. Viele Mythen lassen sich entkräften.
7. Unsere Hüften »speichern« unsere Geschichte und unsere Emotionen.
8. Die Theorie, dass Hüften Emotionen speichern, wird in unterschiedlichen Ansätzen deutlich. Dazu gehören unter anderem die Embodiment-Theorie und Yoga.
9. Studien zeigen, dass Frauen insgesamt anfälliger für bestimmte Hüftprobleme sind als Männer. Das liegt unter anderem an den hormonellen Veränderungen, denen Frauen ausgesetzt sind.
10. Spirituelle Sichtweisen sehen die Hüfte als Symbol für Bewegung, Veränderung und emotionale Stabilität.

THE HUMAN BODY

is the best picture of
the human soul.[11]

LUDWIG WITTGENSTEIN
ÖSTERREICHISCH-BRITISCHER
PHILOSOPH

Hüft-Check

ANATOMIE UND FUNKTION

Ich bin auf Instagram sehr aktiv und zeige dort verschiedene Übungen – unter anderem natürlich auch für die Hüfte. Eines meiner bisher erfolgreichsten Videos zeigt Übungen, die bei Problemen im Bereich des Iliosakralgelenks (ISG) helfen können. Aus der Community kam die Frage auf, ob sich das Iliosakralgelenk in der Hüfte befindet. Meine schnelle und prompte Antwort lautete kurz und knapp: Ja genau, das ist in der Hüfte.

Ein paar Tage später kam ein recht schroffer Kommentar auf meine Antwort von einer Instagram-Nutzerin, die wahrscheinlich eine anatomische oder medizinische Ausbildung hat. Sinngemäß (ich möchte den genauen Wortlaut nicht wiedergeben) sagte sie, dass ich eine solche Unwahrheit bitte nicht verbreiten solle. Das Iliosakralgelenk befände sich *nicht* in der Hüfte. Damit hatte sie sogar recht. Trotzdem war meine Aussage aber auch nicht falsch. Und genau deshalb erzähle ich dir diese Geschichte. Mir ist es wichtig, dass wir, bevor wir tiefer in die Anatomie der Hüfte eintauchen, einmal kurz darüber sprechen, was genau zur Hüfte gehört und wovon ich rede, wenn ich über die Hüfte spreche.

In der anatomischen Terminologie wird als Hüfte normalerweise lediglich das Hüftgelenk selbst bezeichnet und nicht das Becken und das ganze Drumherum. Fragt man einen Arzt, Physiotherapeuten oder jemanden mit einer ähnlichen Ausbildung, ist die Hüfte das Hüftgelenk selbst.

Im allgemeinen Sprachgebrauch hingegen bezeichnet man als Hüfte den Bereich, der zwischen dem oberen Rand des Beckens, also gleich unterhalb der Taille, und dem oberen Teil des Oberschenkelknochens liegt. So spricht man umgangssprachlich ja auch von runden oder schmalen Hüften, wenn man den gesamten Hüft- und Beckenbereich meint und nicht das Hüftgelenk selbst.

Fragt man jemanden ohne eine anatomische Grundausbildung, wo die Hüfte ist, bekommt man ganz unterschiedliche Antworten.

Manche zeigen auf ihre Taille, andere auf das Becken und wieder andere deuten auf den Bereich um das gesamte Becken und das Gesäß herum. Die wenigsten zeigen direkt auf das Hüftgelenk.

Meine Aussage, dass das ISG in der Hüfte liegt, ist nicht falsch. Sie mag in einer bestimmten beruflichen Welt nicht präzise genug sein, im allgemeinen Sprachgebrauch ist diese Aussage jedoch korrekt. Deshalb möchte ich gleich zu Beginn noch einmal darauf hinweisen, dass dieses Buch kein Anatomiebuch ist. Das Buch soll jeder Leserin ein Verständnis für die zentrale Rolle der Hüften in ihrer körperlichen, emotionalen und energetischen Gesundheit vermitteln. Es geht in erster Linie um die Verbindung zwischen unseren Hüften und unseren Emotionen und um die Bedeutung, ein ganzheitliches Körperbewusstsein zu entwickeln, das die Lebensqualität nachhaltig verbessert.

GOOD to know

Aktuell wird viel darüber diskutiert, ob es eine ISG-Blockade überhaupt gibt oder ob es sich dabei eher um einen Mythos handelt. Das Gelenk selbst ist nämlich so stabil, dass eine echte Blockade oder auch eine Verschiebung des Gelenks äußerst unwahrscheinlich ist – es sei denn, es liegt eine schwere Verletzung oder ein Unfall vor. Der Begriff »ISG-Blockade« wird oft verwendet, um Beschwerden im Bereich des unteren Rückens zu beschreiben. Was häufig als Blockade empfunden wird, könnten jedoch auch Muskelverspannungen, Nervenreizungen oder insgesamt das Ergebnis von Fehlhaltungen und Disbalancen sein.

Und natürlich brauchen wir dafür ein Grundverständnis der Anatomie, um zu verstehen, wie die Hüfte überhaupt aufgebaut ist. »Hips don't lie« bezieht sich also auf das weibliche Becken und alles, was sich darin und drumherum befindet und nutzt dafür das umgangssprachliche Wort »Hüften«.

Die Basics: Was steckt in unseren Hüften?

Um die Hüfte in ihrer grundlegenden Funktion und auch die Übungen am Ende dieses Buches besser zu verstehen, ist es also wichtig, dass wir uns die Anatomie der Hüfte etwas genauer anschauen. Dabei konzentrieren wir uns in erster Linie auf die knöcherne Struktur sowie die Muskulatur, die es dem Hüftgelenk ermöglicht, sich zu bewegen.

Das Hüftgelenk

Das Hüftgelenk ist ein sogenanntes Kugelgelenk und gehört zu den beweglichsten Gelenken in unserem Körper. Es ist ein äußerst wichtiges Gelenk, da es uns ermöglicht zu gehen, zu laufen und viele alltägliche Bewegungen auszuführen, wie das Aufstehen, Hinsetzen, Treppensteigen und vieles mehr.

Das Gelenk wird zwischen dem Hüftknochen und dem Oberschenkelknochen gebildet. Die Knochenstrukturen sind mit einem sogenannten hyalinem Knorpel überzogen, sodass die Knochen reibungslos aneinander vorbeigleiten können. Der Knorpel dient auch als Stoßdämpfer und schützt die Knochen während der Bewegung voreinander.

Der große Bewegungsumfang des Kugelgelenks ermöglicht es dem Oberschenkelknochen, sich frei um 360° zu drehen. In der Hüfte selbst kann der Oberschenkelknochen sich um 90° um seine

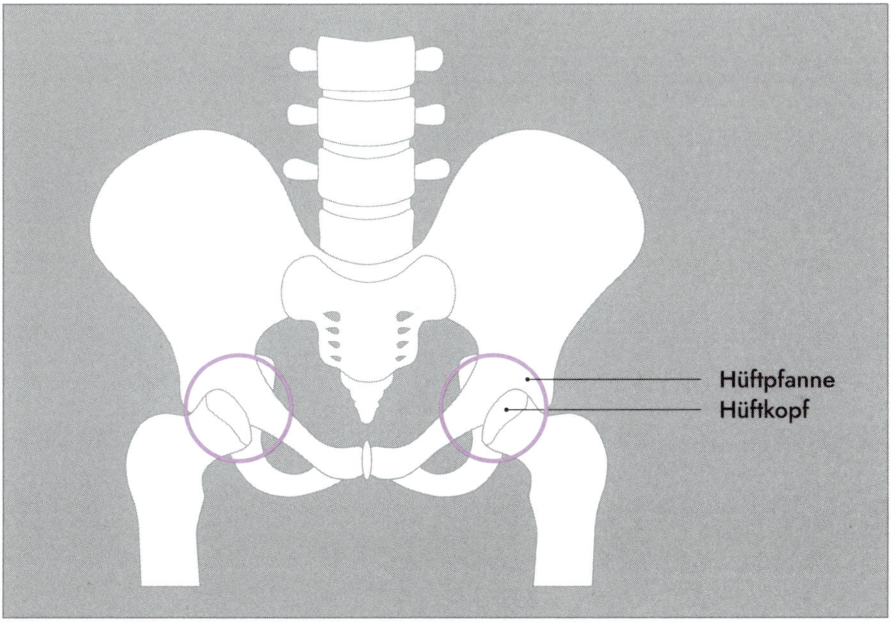

Das Hüftgelenk

eigene Achse drehen. Die Bänder sowie die starken Muskeln des Hüft- und Beckenbereichs tragen dazu bei, dem Hüftgelenk Stabilität zu verleihen.[12]

Das Becken

Das Becken bildet die Verbindung zwischen unserem Oberkörper und unseren Beinen und beschützt die darin liegenden Organe. Wie wir in der Abbildung sehen können, ist das untere Ende der Wirbelsäule, das Kreuzbein und das Steißbein, im Becken integriert. Die Verbindung zwischen dem Kreuzbein und den großen Beckenknochen, dem Darmbein, bildet dabei das besagte Iliosakralgelenk oder auch Kreuzbein-Darmbein-Gelenk genannt.

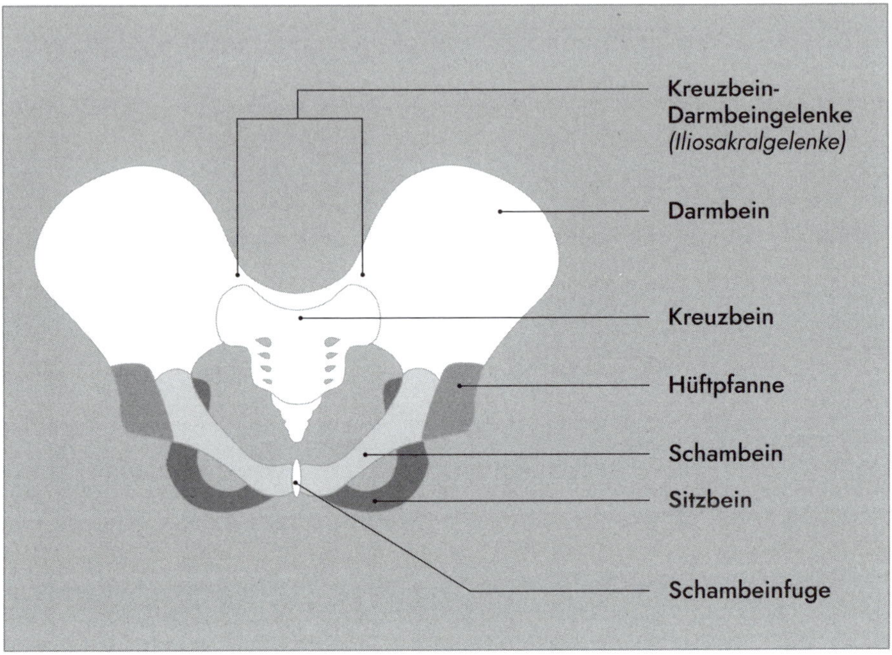

Das Becken

Die Muskulatur

In und um unseren Hüft- und Beckenbereich befinden sich eine ganze Menge Muskeln, die gemeinsam mit den Bändern für Stabilität in der Hüfte sorgen und Bewegungen des Beckens und der Beine ermöglichen. Es gibt Muskeln im vorderen Bereich der Hüfte, im hinteren Bereich sowie innen und außen. Durch diese Konstruktion wird das Hüftgelenk von allen Seiten stabilisiert. Auch hier schauen wir uns zum besseren Verständnis die wichtigsten und großen Muskeln und Muskelgruppen an.

Die korrekte Bezeichnung eines Muskels trägt immer die Bezeichnung *Musculus* vorneweg. Ein Muskel heißt also immer *Musculus dies* oder *Musculus das*. Zur Vereinfachung lasse ich diese Bezeichnung im Verlauf dieses Buches weg. Das ist ein bisschen so, als würde man Menschen nur beim Nachnamen nennen. Unhöflich, aber praktisch, da jeder weiß, wer gemeint ist. ☺

Im vorderen Bereich der Hüfte befindet sich der *Iliopsoas*, der aus dem *Psoas* und dem *Iliacus* besteht. Außerdem haben wir im vorderen Bereich auch Anteile unseres vorderen Oberschenkels, des *Quadrizeps femoris*.

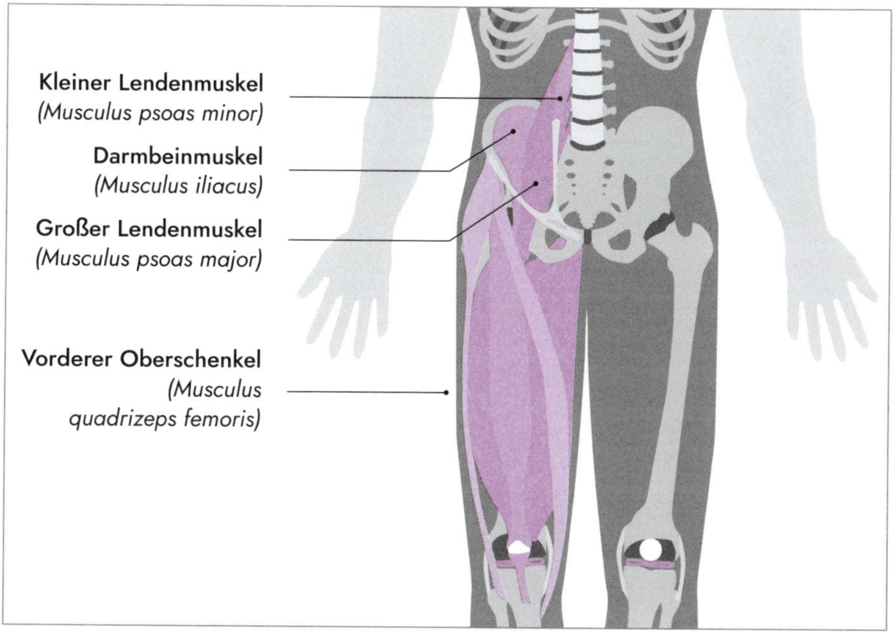

Iliopsoas und Muskulatur des vorderen Oberschenkels

Im hinteren Bereich der Hüfte sorgen der große Gesäßmuskel sowie die hintere Oberschenkelmuskulatur für Stabilität.

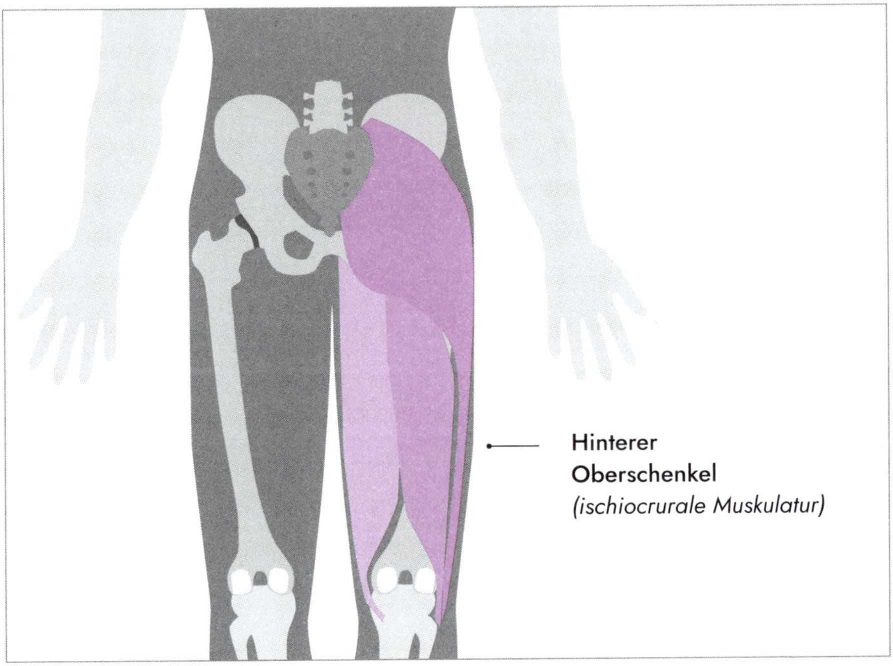

Gesäß und Muskulatur des hinteren Oberschenkels

Die Abduktoren, also die Muskeln des äußeren Oberschenkels, helfen dabei, das Bein von der Körpermitte *weg*zubewegen, während die Adduktoren, die Muskeln des inneren Oberschenkels, das Bein zur Körpermitte *hin*führen. Diese beiden Muskelgruppen stabilisieren das Hüftgelenk von innen und außen.[13]

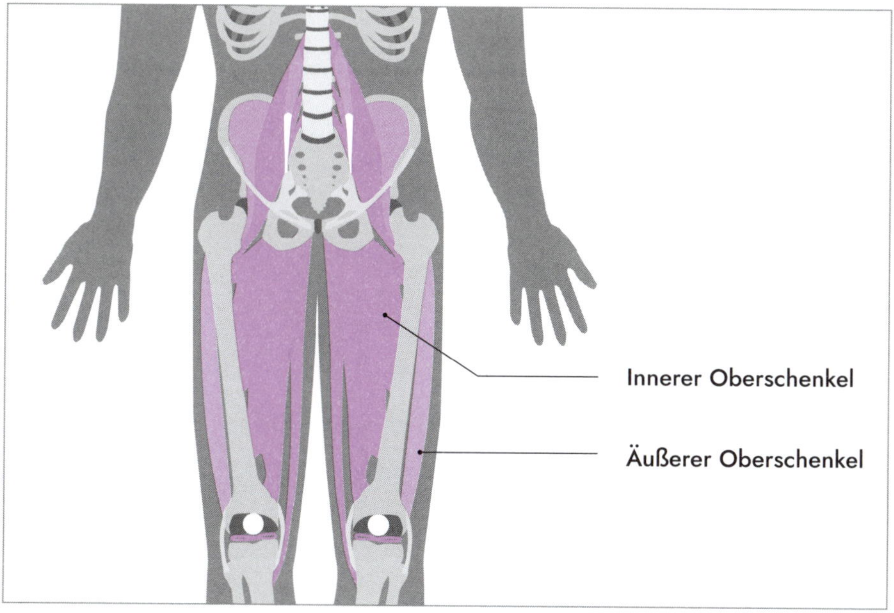

Abduktoren und Adduktoren

Der Psoas: Dein innerer Superheld

Ich möchte mir mit dir gern einen ganz besonderen Muskel im Detail anschauen: den Iliopsoas, der auch Psoas genannt wird. Er ist wahrscheinlich der am häufigsten diskutierte Muskel. Die einen beschreiben ihn als einen Muskel wie jeden anderen, die anderen sehen ihn als zentralen Dreh- und Angelpunkt unseres Wohlbefindens. Über den Psoas findet man nicht nur vieles zur Anatomie und seinen physiologischen Zusammenhängen im Körper, ihm wird auch nachgesagt, dass er eine zentrale Rolle bei den Themen Angst, Anspannung und Emotionen spielt. Man nennt ihn daher auch den Angst- oder Seelenmuskel. Je nachdem, wo wir uns in der Welt der Gesundheit bewegen, wird er rein anatomisch und funktionell betrachtet oder eben als innerer Superheld.

All diese Ansätze, seine Anatomie und Funktion sowie weitere spannende Themen, mit denen er im Zusammenhang stehen könnte, möchte ich dir nun vorstellen. So bekommst du eine Idee davon, warum er eine zentrale Rolle in unserer Hüftgesundheit spielt und welche Auswirkungen er auf unser körperliches und seelisches Wohlbefinden haben kann.

Der Psoas und seine Rolle im Körper

Bestimmt hast du schon einmal vom Hüftbeuger gehört. Es gibt mehrere Muskeln, die als Hüftbeuger fungieren, allerdings wird der Psoas-Muskel im allgemeinen Sprachgebrauch oft als »der Hüftbeuger« bezeichnet. In einigen Quellen wird sogar behauptet, dass der Psoas der wichtigste Muskel für die Beugung der Hüfte sei. In Fachkreisen ist diese Aussage jedoch umstritten.

Der Illiopsoas, der tief im Körper liegt, besteht aus zwei Hauptteilen: dem *Psoas major* und dem *Iliacus*. Gemeinsam werden diese Muskeln auch als Lenden-Darmbein-Muskel bezeichnet. Zur Vereinfachung nutze ich im weiteren Verlauf dieses Buches die allgemeinen Begriffe »Psoas« oder »Hüftbeuger«.

Wenn du dir die Darstellung einmal anschaust, kannst du erkennen, wie groß der Psoas ist. Der etwas spannendere Anteil, der *Psoas major*, hat seinen Ursprung am 12. Brustwirbel sowie an den fünf Lendenwirbeln, inklusive der dazwischenliegenden Bandscheiben, und zieht quer durch das Becken, vorbei am *Iliacus*, bis runter an den oberen, hinteren Teil des Oberschenkelknochens. Er verbindet somit den Oberkörper mit dem Unterkörper. Wenn du dir allein anhand dieser Darstellung und der Größe des Muskels nun vorstellst, dass der Psoas zum Beispiel verspannt oder geschwächt ist, bekommst du eine Idee davon, was das im unteren Rücken und der Hüfte auslösen könnte.

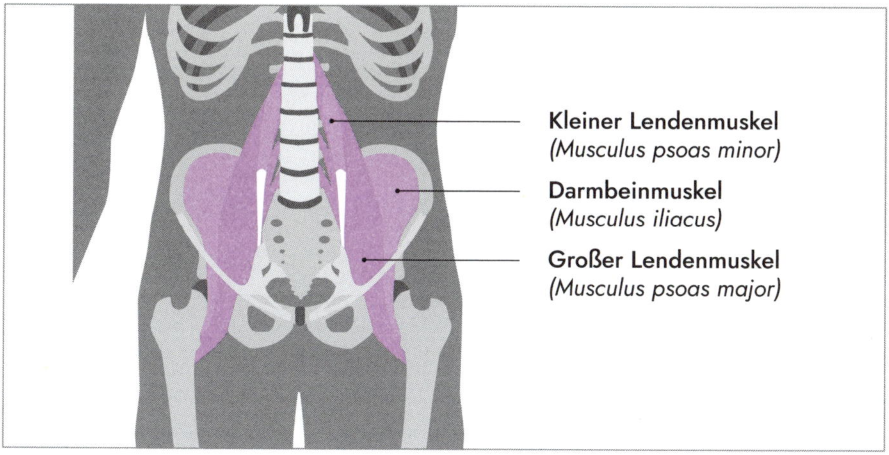

Der Iliopsoas

Schauen wir uns einmal an, welche Funktionen der Psoas major übernimmt:

- Er verbindet den Oberkörper mit dem Unterkörper, was ihm eine Schlüsselrolle in der Körperstabilität und Beweglichkeit verleiht.
- Gemeinsam mit dem *Iliacus* ist er an der Beugung des Hüftgelenks beteiligt. Er zieht das Bein in Richtung Oberkörper und ermöglicht so Bewegungen wie Gehen, Laufen oder das Anheben des Beins.
- Er stabilisiert die Lendenwirbelsäule und das Becken und ist an der Stabilisation des Hüftgelenks beteiligt, was eine große Auswirkung auf die Körperhaltung hat.
- Er ist an der Seitneige des Oberkörpers und, je nach Stellung, an der Rotation der Beine beteiligt.
- Er trägt zur Stabilität, Flexibilität und Beweglichkeit der Hüfte bei.
- Er ist der Superheld, der alles zusammenhält.

Ob der Psoas maßgeblich für Rückenschmerzen im unteren Rücken verantwortlich ist, darf diskutiert werden. Wie bei so vielen Themen gehen hier die Meinungen auseinander. Zunächst einmal müssen wir klarstellen, dass Rückenschmerzen viele Ursachen haben können und nicht unbedingt vom Psoas kommen müssen, aber durchaus können.

Die verbreitetste Annahme ist folgende: Die meisten Menschen sitzen zu viel und bewegen sich zu wenig. Wenn wir sitzen, ist unsere Hüfte dauerhaft gebeugt, was bedeutet, dass der Hüftbeuger sich verkürzt.

Ist der Muskel also in einem verkürzten, nicht langgezogenen Zustand, wie beim Sitzen, kann es zu Verspannungen des Psoas kommen. Das führt dazu, dass der Hüftbeuger anfängt, an der Lendenwirbelsäule zu ziehen, und das Becken nach vorn kippen kann. Das dadurch entstehende Hohlkreuz verursacht zusätzlichen Druck auf die Bandscheibe, sodass es zu Schmerzen im unteren Rücken kommt.

GOOD to know

Achtung: Ich rede hier nicht von einem verkürzten Muskel an sich, sondern davon, dass sich die beiden Enden des Muskels annähern und der Muskel somit nicht in einem gedehnten beziehungsweise langgezogenen Zustand ist. Ob sich ein Muskel tatsächlich verkürzen kann, wird nämlich ebenfalls gerade diskutiert, oder ob man heute eher von einer verspannten Muskulatur spricht. Im allgemeinen Sprachgebrauch ist oft von einem »verkürzten« Muskel die Rede, wenn er eigentlich verspannt ist.

Laut Professor Dr. Froböse, Professor für Prävention und Rehabilitation an der deutschen Sporthochschule Köln sowie bekannter Ratgeberautor, schwächt der Psoas zudem durch das viele Sitzen immer weiter ab, und der Muskel wird vernachlässigt, wodurch er seine Funktionen nicht mehr ordentlich ausführen kann. Er ist also nicht mehr stark genug, um die Hüfte zu beugen, die Lendenwirbelsäule, das Becken sowie das Hüftgelenk zu stabilisieren und somit zu einer guten Körperhaltung beizutragen. Neben Rückenschmerzen im unteren Rücken kommt es dadurch zu Disbalancen im Hüftgelenk und Beschwerden im Bereich des Iliosakralgelenks.[14]

Vielleicht hast du die weitverbreitete Aussage auch schon gehört, dass wir den Hüftbeuger auf keinen Fall trainieren oder kräftigen dürften, sondern aufgrund seiner Verspannungen oder »Verkürzungen« nur dehnen sollten. Meiner Ansicht nach sollte ein vernachlässigter und geschwächter Hüftbeuger unbedingt auch gekräftigt werden, damit er seiner ursprünglichen Funktion wieder nachgehen kann. Nur wenn er gut gedehnt *und* kräftig ist, kann er zur allgemeinen Hüftgesundheit beitragen, was dazu führt, dass wir eine funktionierende Hüfte, eine aufrechte Körperhaltung, weniger Schmerzen und ein besseres Wohlbefinden haben.

Der Psoas und Stress

Der Psoas wird oft als Seelenmuskel oder Angstmuskel bezeichnet, da er eine zentrale Rolle bei der körperlichen Stressreaktion spielt. Geraten wir in Stress oder bedrohliche Situationen, gerät unser Nervensystem in Alarmbereitschaft und signalisiert dem Körper durch die Ausschüttung eines Hormoncocktails, dass er kämpfen oder fliehen soll. Diese natürliche Stressreaktion wird »Fight-or-Flight-Reaktion« genannt. Darauf gehe ich im nächsten Kapitel noch einmal genauer ein. Der Körper macht sich in Stresssituationen also bereit zu überleben: Die Muskeln spannen sich an und die Herzfrequenz steigt. Da der Psoas den Oberkörper mit dem Unterkörper verbindet und im Fall von Kampf oder Flucht die Beine schnell zum Körper ziehen muss, um zu fliehen, spannt er sich an und übernimmt eine zentrale Rolle. Er wird also direkt vom Stress beeinflusst. Dauerhafter und chronischer Stress kann dazu führen, dass der Psoas ständig angespannt ist. Das kann zu Rückenschmerzen, Hüftschmerzen und Verspannungen führen sowie die Atmung und Verdauung negativ beeinflussen. Schaffen wir es nicht, den Körper, die Muskulatur und den Psoas zu entspannen, entsteht ein Teufelskreis.

Der Psoas und Hüftschmerzen

Wenn der Hüftbeuger dauerhaft angespannt oder »verkürzt« ist, können muskuläre Disbalancen und Schmerzen in der Hüfte entstehen. Der dauerhaft verkürzte Psoas kann Druck auf das Hüftgelenk ausüben, das Becken nach vorn kippen, unausgeglichene Belastungen des Hüftgelenks verstärken, andere Muskelgruppen überlasten, die Beweglichkeit der Hüfte einschränken, zu einem Hohlkreuz führen und dadurch Schmerzen in der Hüfte beim Gehen, Laufen, Aufstehen oder Sitzen verursachen.

Der Psoas und der Beckenboden

Unser Beckenboden besteht aus einer Gruppe von Muskeln, die das Becken nach unten abschließen und die inneren Organe stützen. Gemeinsam mit dem Psoas stabilisiert und bewegt er das Becken.

Liz Koch, Autorin und somatische Lehrerin, erklärt das Zusammenspiel zwischen dem Beckenboden und dem Psoas und beschreibt, dass beide eine tief stützende Funktion für den Körper haben. Während der Psoas die Lendenwirbelsäule und das Becken stabilisiert, unterstützt der Beckenboden die inneren Organe und schließt das Becken im unteren Bereich ab.

Eine Verspannung im Psoas führt oft zu einem unausgeglichenen oder geschwächten Beckenboden, da beide Muskeln eng miteinander verbunden sind. Den Psoas zu entspannen sorgt für ein natürliches Gleichgewicht zwischen ihm und dem Beckenboden. Eine Disbalance in einem Bereich beeinflusst daher auch die Funktion des anderen.

GOOD to know

Nach der Geburt kann es zu Veränderungen oder Schwächen im Beckenboden kommen. Deshalb wenden sich viele Frauen nach der Geburt an mich, um ihren Beckenboden zu stärken. Wenn darüber hinaus der Psoas verspannt ist und das Becken nach vorn kippt, entsteht zusätzlicher Druck auf den Beckenboden. Umgekehrt kann ein schwacher Beckenboden den Psoas überlasten, was zu Schmerzen im Rücken, in der Hüfte oder den Beinen führen kann. Es ist daher sinnvoll, sowohl den Beckenboden als auch den Psoas in die Rückbildung und auch insgesamt in das Training einzubeziehen, um ein Gleichgewicht im Hüft- und Beckenbereich wiederherzustellen. Dazu eignen sich Kräftigungs-, Dehn- und Mobilisationsübungen.

Der Psoas und die Atmung

Da der Psoas so tief im Körper liegt, hat er eine direkte Verbindung zu unserem wichtigsten Atemmuskel, dem Zwerchfell. Die oberen Fasern des Psoas und die unteren Fasern des Zwerchfells berühren sich, und das umliegende Gewebe, die Faszien, des Hüftbeugers und des Zwerchfells beeinflussen ihre Spannungsverhältnisse gegenseitig. Man geht davon aus, dass durch zu viel Spannung auf dem Hüftbeuger, welche zum Beispiel durch Stress oder langes Sitzen ausgelöst wird, die Spannung auf dem Zwerchfell beeinflusst wird, was zu einer flacheren, weniger tiefen Atmung führt. Ebenso kann eine flache Atmung in Stresssituationen das Spannungsverhältnis des Hüftbeugers beeinflussen. Ein entspannter Psoas kann sich also durchaus positiv auf die Atmung auswirken.

Der Gefühlsmuskel und unser zweites Gehirn

Der Hüftbeuger ist nicht nur ein wichtiger Muskel für Bewegung und Stabilität, sondern auch eng mit unserem Nervensystem, insbesondere dem autonomen Nervensystem, verbunden. Das autonome Nervensystem steuert vor allem unsere unbewussten Körperfunktionen, zu denen auch die Stressreaktion gehört.

Da viele Menschen heutzutage unter Dauerstress stehen und kaum noch in der Lage sind, sich zu entspannen, sagt man dem Psoas nach, dass sich in ihm auch unsere Emotionen speichern. Emotionen wie Angst, Wut, Trauer und Traumata werden buchstäblich in ihm eingeschlossen. Es passiert tatsächlich gar nicht selten, dass sich bei meinen Teilnehmern in meinen Yoga-Stunden, gerade bei Hüftdehnungen und Hüftöffnungen, Emotionen freisetzen. Auch befreundete Therapeuten berichten von ähnlichen Reaktionen, wenn sie die Entspannung und das Loslassen des Hüftbeugers ihrer Patienten unterstützen. Der Hüftbeuger ist also in gewisser Weise wie ein Gedächtnis für unsere körperlichen und emotionalen Erfahrungen und Erinnerungen. Er wird deshalb auch oft als das »zweite Gehirn« bezeichnet.

Du siehst, dass der Psoas weitaus mehr als ein gewöhnlicher Muskel ist und den Namen »innerer Superheld« absolut verdient. Er ist der Superheld, der alles zusammenhält. Er ist nicht nur essenziell für unsere alltäglichen Bewegungen sowie unsere Haltung und Beweglichkeit, sondern hat auch Einfluss auf viele andere Bereiche im Körper, wie den Rücken, die Hüfte, den Beckenboden und das Zwerchfell. Das macht deutlich, dass alles miteinander verbunden ist und die Ursachen von Beschwerden manchmal woanders liegen, als wir denken.

Seine Reaktion auf Stress zeigt zudem, wie sich unser Lebensstil auf unseren Körper auswirken kann und wie eng Körper, Geist und Seele miteinander verwoben sind. Doch genau hier liegt auch die Chance: Wenn wir lernen, bewusst mit unserem Psoas zu arbeiten, können wir diesen Kreislauf durchbrechen. Entspannungstechniken, bewusste Atmung und gezielte Übungen im Bereich der Mobilisation der Hüfte sowie Kräftigungen und Dehnungen des Psoas helfen dabei, den Muskel wieder in Balance zu bringen. Das hilft nicht nur körperlich, sondern auch emotional. Im Übungsteil am Ende dieses Buches findest du Übungen, die den Psoas mobilisieren und kräftigen, um ihn bestmöglich zu stärken und zu entspannen.

HIP Facts

1. Im anatomischen Bereich ist die Hüfte meist mit dem Hüftgelenk gleichgesetzt. Im allgemeinen Sprachgebrauch bezeichnet der Begriff »Hüfte« den gesamten Hüft- und Beckenbereich.
2. Das Hüftgelenk ist ein Kugelgelenk und gehört zu den beweglichsten Gelenken im Körper. Es ermöglicht zentrale Bewegungen wie Gehen, Laufen und Treppensteigen.
3. In und um den Hüft- und Beckenbereich sorgen vor allem unsere Muskeln und Bänder für Stabilität und Beweglichkeit.
4. Der Iliopsoas, auch Psoas genannt, liegt tief im Körper und verbindet den Oberkörper mit dem Unterkörper.
5. Der Psoas stabilisiert die Lendenwirbelsäule und das Becken, ist an der Beugung der Hüfte beteiligt und spielt eine Schlüsselrolle für die Beweglichkeit und unsere Körperhaltung.
6. Verspannungen im Psoas, die oft durch langes Sitzen verursacht werden, können Rückenschmerzen, Hüftschmerzen und Haltungsschäden wie ein Hohlkreuz begünstigen.
7. Der Psoas und der Beckenboden spielen eine entscheidende Rolle in der Stabilität der Hüfte und können sich gegenseitig beeinflussen.
8. Der Psoas steht in Verbindung mit dem Zwerchfell und kann somit auch Auswirkungen auf die Atmung haben.
9. Der Psoas wird auch als »Angst- oder Seelenmuskel« bezeichnet, da er eng mit Stressreaktionen und dem autonomen Nervensystem verknüpft ist.
10. Emotionen wie Angst, Stress und Traumata können sich im Psoas und der Hüfte manifestieren und Verspannungen sowie Schmerzen verursachen.

YOUR BODY

hears everything your mind says.[15]

NAOMI JUDD
US-AMERIKANISCHE SÄNGERIN
UND SONGWRITERIN

Psycho-
somatik

ZWISCHEN KOPF
UND KÖRPER

Ich hatte über viele Jahre unfassbar starke Schmerzen beim Sitzen im Bereich des Gesäßes und des Steißbeins. Zu dieser Zeit war ich als Geschäftsführerin in einem mittelständischen Unternehmen tätig und hatte einen ganz klassischen Bürojob. Ich saß also zwischen acht und zehn Stunden jeden Tag am Schreibtisch. Hinzu kam mindestens eine Stunde einfache Fahrzeit mit dem Auto. Bei schlechtem Wetter oder vielen Baustellen kam es schon einmal vor, dass ich zwischen anderthalb und zwei Stunden pro einfacher Strecke im Auto saß. Für mich war irgendwann völlig klar: Die Schmerzen kommen daher, dass ich einfach zu viel sitze und während meines Alltags keine Möglichkeit habe, mich ausreichend zu bewegen. Ich habe versucht, möglichst häufig aufzustehen, Stretching-Einheiten zu machen, Spaziergänge und Yogaübungen in meinen Alltag zu integrieren, doch nichts half. Das Gegenteil war der Fall. Meine Schmerzen wurden schlimmer und schlimmer.

Ich versuchte es mit einem höhenverstellbaren Schreibtisch, einem speziellen Sitzkissen im Auto, machte Spaziergänge in meiner Mittagspause, doch auch das half alles nichts. Ich dachte, ich hätte vielleicht eine Entzündung im Steißbein oder Ähnliches, also ging ich zum Arzt. Hausarzt, Orthopäde und MRT ergaben keine Diagnose. Auch Ergotherapeuten, Osteopathen und Heilpraktiker sowie eine ganze Reihe unterschiedlicher Behandlungen wie Schröpfen, Akupunktur und Physiotherapie konnten mir keine Schmerzlinderung verschaffen. Ich rede hier von einem Zeitraum von ungefähr vier Jahren, in dem ich wirklich alles versuchte.

Zur gleichen Zeit hatte ich zudem in meinem Beruf nicht gerade wenig Stress und es fiel mir unglaublich schwer, mich abzugrenzen. Ich habe mich mit dem Unternehmen und meiner Position so stark identifiziert, dass es für mich keine Unterscheidung zwischen meinem Privatleben und meinem Berufsleben gab. Alles, was in meinem Beruf passierte, nahm ich mir zu Herzen und ließ es an mich heran. Ich nahm alles mit nach Hause und erlaubte diesem Job, mich vollkommen einzunehmen, wodurch ich mich nicht besonders ausgeglichen fühlte. Mir wurde immer bewusster, dass sich meine Arbeit beziehungsweise die Art und Weise, wie ich mit den Herausforderungen dieses Jobs umging, stark auf mein Wohlbefinden auswirkten. Da ich mich jedoch so stark mit meiner Arbeit identifizierte, schob ich diesen Gedanken immer wieder zur Seite.

Die Schmerzen, der Stress und das Unwohlsein führten, zusammen mit einigen Gegebenheiten innerhalb des Unternehmens, dazu, dass ich schließlich beschloss, meine Position zu kündigen. Diese Entscheidung fiel mir zu diesem Zeitpunkt zwar unglaublich schwer, aber ich wusste intuitiv, dass es die einzig richtige Entscheidung war.

Es vergingen ein paar Tage und Wochen, in denen ich meinen Alltag neu sortierte und in denen auch emotional ein bisschen Ruhe einkehrte. Und plötzlich merkte ich: Da war ja gar nichts mehr. Also der Schmerz in meinem Steißbein und der Schmerz beim Sitzen. Er war plötzlich einfach weg. Und ich kann gar nicht sagen, wann das passiert ist oder ob es schleichend passierte, aber er war einfach weg.

Heute glaube ich, dass es genau so war. In der damaligen Situation habe ich meinen Körper nicht verstanden oder gehört. Vielleicht wollte ich ihn auch nicht hören oder ich hatte Angst davor, eine Entscheidung zu treffen. Meine Jivamukti-Yogalehrerin Sharon Gannon würde jetzt wahrscheinlich sagen: »You just didn't know any better.« Du wusstest es einfach nicht besser.

Das bringt mich zurück zu Louise Hay, die glaubt, dass Hüftprobleme mit der Angst verbunden sind, große Entscheidungen zu treffen. Hm ... Mein Steißbein hat auf jeden Fall früher gekündigt als ich.

Wie auch immer, diese Situation war wichtig für mich, um noch besser zu verstehen, wie großartig unser Körper ist. Er gibt uns Hinweise, wenn wir uns in belastenden Situationen befinden. Heute höre ich ganz anders auf meinen Körper und nehme ihn anders wahr. Ich höre auf die körperlichen Signale, die er mir sendet.

Ich frage mich heute,

ob mir mein Körper all die Jahre nicht einfach etwas sagen wollte. So etwas wie:

»Merkst du nicht, wie weh es tut, hier zu sitzen?«
Hat mein Körper danach geschrien, diese Situation zu verlassen? War der Schmerz beim Sitzen das Symbol dafür, dass ich zu passiv war und mich selbst zu stark belastet habe?

»Lass los! Es tut doch weh!«
Wollte mein Körper mich dazu auffordern, den Ballast abzuwerfen? Wollte er mir sagen, dass die emotionale Last zu groß war und der Schmerz ein Zeichen dafür, dass es an der Zeit war, loszulassen?

»Du sitzt fest! Das schmerzt doch!«
Wollte er mir einen Hinweis darauf geben, dass ich mich nicht weiterentwickeln kann, wenn ich diese Situation nicht verlasse?

»Es ist an der Zeit, etwas Neues zu beginnen!«
Eine Aufforderung, einen Schritt nach vorn zu gehen und mich von Altbekanntem zu lösen?

»Steh auf und bewege dich!« Vielleicht habe ich mich zu lange in einer Situation befunden, die mich belastet hat. Wollte er mir sagen, dass sich nichts ändert, wenn ich nicht selbst etwas dafür tue?

Ich deute sie auch heute noch nicht immer richtig, aber ich versuche, bewusster in mich hineinzuhören, eine Erklärung für das Signal zu finden und direkt etwas für mich, meinen Körper und mein Wohlbefinden zu tun. Es müssen nicht immer große und grundlegende Entscheidungen sein – manchmal reichen schon kleine Veränderungen.

Wo die Seele den Körper trifft

Vielleicht hast du eine ähnliche Geschichte oder kennst Situationen, in denen sich dein seelischer beziehungsweise psychischer Zustand auf deinen Körper ausgewirkt hat oder umgekehrt. In der Medizin spricht man hier von Psychosomatik. Die Psychosomatik beschäftigt sich mit der Wechselwirkung zwischen der Seele (Psyche) und dem Körper (Soma).[16]

Bestimmt kennst du Redewendungen wie:

»Das schlägt mir auf den Magen.«
»Das bricht mir das Herz.«
»Mir liegt eine hohe Last auf den Schultern.«
»Das geht mir an die Nieren.«
»Ich habe Schmetterlinge im Bauch.«
»Mir bleibt die Luft weg.«

All diese Redewendungen weisen auf den engen Zusammenhang zwischen unserem Körper und unserer Psyche hin. Psychosomatische Zusammenhänge lassen sich an einigen Beispielen gut erklären und nachvollziehen. Wenn wir Angst haben, schütten unsere Nebennieren Adrenalin aus. Unser Herz fängt an, schneller zu schlagen, die Atmung wird schneller und wir fangen an zu schwitzen. Einige Körpersysteme werden hochgefahren, während andere heruntergefahren werden, um den Körper auf eine mögliche Gefahrensituation vorzubereiten. Unter anderem werden zum Beispiel unsere Darmbewegungen gehemmt, da die notwendige Energie hierfür im Ernstfall an einer anderen Stelle benötigt wird. Sollte dieser Zustand länger andauern und wir fortlaufend Angst oder Stress verspüren, kann das unter anderem zu Verdauungsstörungen führen. Die Redewendung »Das schlägt mir auf den Magen« kann also durchaus durch einen psychosomatischen Zusammenhang belegt werden.[17]

Um diese Zusammenhänge besser zu verstehen, tauchen wir tiefer in die Themen Angst und Stress ein.

Angstmaschine Amygdala: Wo die Angst entsteht

Angst ist ein Gefühl, das wir alle kennen. Wir haben Angst vor dem Tod und vor Krankheiten, vor Ablehnung und Versagen, vor dem Chef und dem Verlust des Arbeitsplatzes oder vor Spinnen. Einige unserer Ängste sind begründet, weil sie auf Erfahrungen aus der Vergangenheit beruhen. Andere Ängste sind vollkommen unbegründet. Ich zum Beispiel habe Angst vor Krankheiten, weil ich gesehen habe, wie viel Leid und Kummer sie auslösen können. Und ich habe, wie so viele andere Menschen auch, Angst vor Spinnen, obwohl mir noch nie eine etwas getan hat. Wo genau in unserem Körper entsteht die Angst?

Unser limbisches System ist ein Teil des Gehirns, der als Steuerzentrale für unsere Emotionen gilt. Es reguliert Gefühle wie Wut, Angst und Freude und wirkt sich auf unser Gedächtnis sowie auf die vegetativen Funktionen des Körpers aus. Ein wichtiger Bestandteil des limbischen Systems ist die Amygdala, auch Mandelkern genannt, die sowohl unsere Emotionen als auch unsere Erinnerungen beeinflusst.[18]

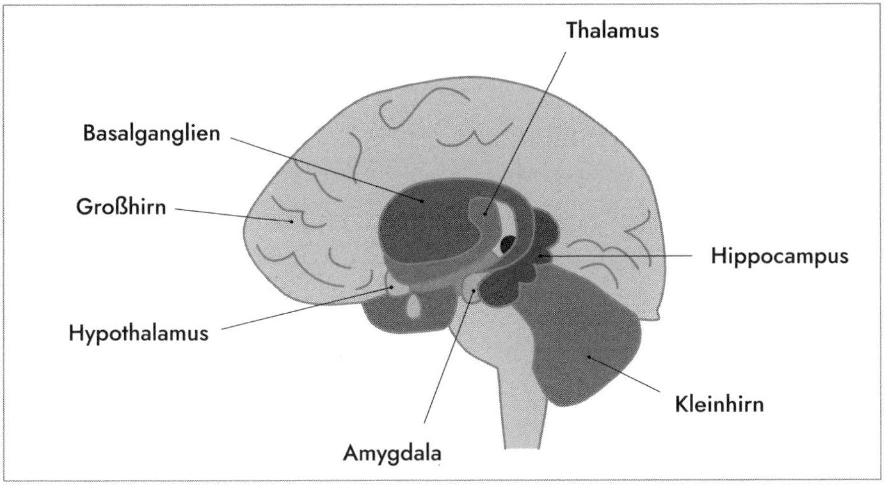

Die Amygdala

In ihrem Artikel »Die Amygdala« schreibt Dr. Brigitte Osterath, Wissenschaftsjournalistin und Autorin, die sich auf Themen wie Medizin, Gesundheit und Naturwissenschaften spezialisiert hat: »Die Amygdala, der Mandelkernkomplex, spielt als Teil des limbischen Systems vor allem bei der Entstehung, Wiedererkennung und körperlichen Reaktion von Angst eine Rolle.«[19]

Angst entsteht also in unserem Gehirn. Die Amygdala ist wie eine Alarmanlage und entscheidet innerhalb von Millisekunden, ob eine Situation für uns gefährlich ist oder nicht. Die Situation selbst kann eine unbekannte Situation sein oder eine Situation, die die Amygdala aufgrund unserer Erfahrungen und Erinnerungen als gefährlich einschätzt. Sie spielt also auch eine große Rolle für das emotionale Gedächtnis.

Dr. Brigitte Osterath erwähnt eine Forschung, anhand derer sich die Funktion der Amygdala am besten verstehen lässt. In einem Tierversuch wurde bei Affen die Amygdala bewusst zerstört. Die Tiere waren danach insgesamt emotionsloser und zeigten keine Spur von Angst, selbst dann nicht, wenn sie einer echten Gefahr ausgesetzt wurden.

Auch das Erlernen von emotionalen Verknüpfungen, wie zum Beispiel einen bestimmten Gegenstand mit einer Belohnung oder einer Bestrafung in Verbindung zu bringen, war für die Tiere kaum noch möglich. Sie mieden zudem den Kontakt zu anderen Tieren und zogen sich innerhalb ihrer Gruppe zurück.

Das Gefühl von Angst ist per se nichts Schlechtes und schützt uns vor Gefahren. Die Amygdala spielt dabei eine zentrale Rolle und unterstützt dabei, Gefahren einzuschätzen und emotionale Verknüpfung zu erlernen. Sie ist essenziell für unsere Fähigkeit, Angst zu empfinden, uns an emotionale Ereignisse zu erinnern und soziale Interaktion zu gestalten.[20, 21]

Was passiert jedoch in unserem Körper, wenn wir häufig, vielleicht sogar täglich Angst haben?

Fight or Flight: Wie Stress auf den Körper wirkt

Entscheidet die Amygdala, dass wir uns in einer Gefahrensituation befinden, setzt sie den sogenannten Fight-or-Flight-Prozess in Gang. Der Begriff »Fight or Flight« wurde erstmals von dem US-amerikanischen Physiologen Walter Cannon geprägt, der die häufig auftretenden posttraumatischen Belastungsstörungen von Soldaten während und nach dem Ersten Weltkrieg erforschte.

Der Körper in Alarmbereitschaft

Die Flucht- oder Stressreaktion, wie sie auch genannt wird, beschreibt die schnelle, körperliche und seelische Anpassung von Lebewesen in Gefahrensituationen. Was geschieht nun genau bei einer Stressreaktion in unserem Körper?

- Die Herzfrequenz und der Blutdruck steigen, um die Muskeln optimal mit Energie zu versorgen.
- Die Pupillen weiten sich und das Schmerzempfinden nimmt ab, um die Wahrnehmung zu schärfen.
- Die Verdauung und die Fortpflanzungsfunktion werden heruntergefahren, um Ressourcen zu schonen.
- Nervosität, Zittern und der Drang auf Toilette gehen zu müssen sind typische Begleiterscheinungen der Stressreaktion, da der Körper überschüssige Energie abbaut.

Diese körperlichen Reaktionen waren in der Steinzeit entscheidend für das Überleben. In der heutigen Zeit gibt es weniger lebensbedrohliche Situationen, jedoch lösen oft »harmlose« Momente, wie Stress im Beruf oder sogar die Angst vor dem Chef, genau diese Reaktion

GOOD to know

Neben der Fight-or-Flight-Reaktion gibt es noch weitere Stressreaktionen: die **Freeze-Reaktion**, bei der wir sozusagen vor Angst erstarren, und die **Fawn-Reaktion**, bei der wir versuchen, eine Situation zu beschwichtigen. Anstatt zu kämpfen, zu fliehen oder zu erstarren, wird bei der Fawn-Reaktion versucht, der potenziellen Gefahr zu gefallen, um Konflikte zu vermeiden und sich selbst zu schützen. Welche Reaktion in Stresssituationen ausgelöst wird, hängt von der individuellen Situation und unseren Erfahrungen ab.

als Antwort auf den empfundenen Stress aus. Wenn wir nicht kämpfen oder fliehen können – was wir ja auch nicht müssen –, bleibt der Körper in Alarmbereitschaft. Zusätzlich wird das Hormon Cortisol freigesetzt, das den Körper auf langfristigen Stress vorbereitet – eine Belastung für Körper und Geist, was für viele bereits ein Dauerzustand ist. Wir sind heutzutage sozusagen sitzend auf der Flucht!

Wann wird Stress zum Problem?

Wenn wir dauerhaftem Stress oder ständiger Angst ausgesetzt sind, die Amygdala ständig schreit: »Achtung Gefahr!«, und die Stressreaktion im Körper häufig ausgelöst wird, sind wir dauerhaft in Alarmbereitschaft. Ich denke, wir sind uns einig, dass die Angst vorm Chef, die Spinne in der Ecke, der Abgabetermin einer Arbeit oder die Angst vor einer Präsentation keine lebensbedrohlichen Situationen sind. Und doch reagiert unser Köper so, als wäre es eine. Mit auf Dauer negativen Folgen für unsere Gesundheit:

- **Physische Beschwerden**, die sich in Magen-Darm-Problemen, Muskelverspannungen, Schlafstörungen sowie einem schwachen Immunsystem äußern können.
- **Hormonelle Störungen**, die sich negativ auf den Stoffwechsel, das Wachstum sowie unsere Fortpflanzungsorgane auswirken können.
- **Psychische Belastungen**, die zu mehr Ängsten, aber auch Depressionen oder sogar Suchtverhalten führen können.
- **Langfristige Risiken** wie Bluthochdruck, Herz-Kreislauf-Erkrankungen und Fettleibigkeit werden dadurch begünstigt.
- **Muskelverspannungen**, vor allem im Psoas-Muskel, sowie emotionale Belastungen können die Folge sein. Beides wirkt sich negativ auf unsere Hüftgesundheit aus.

Chronischer Stress und die damit verbundene dauerhafte Stressreaktion des Körpers verstärken zudem **negative Emotionen** – ein Teufelskreis, der oft schwer zu durchbrechen ist.

Die Art und Weise, wie wir mit Stress umgehen, ist entscheidend für unsere Gesundheit. Wenn wir merken, dass uns eine Situation stresst, sollten wir uns für einen Moment zurücknehmen und überlegen, ob diese Situation wirklich eine Bedrohung oder eine Gefahr für uns darstellt. Wichtig: Wenn wir merken, dass der Stress uns fest im Griff hat, ist es absolut in Ordnung, sich Hilfe zu holen und mit einem Arzt oder Therapeuten zu sprechen.[22]

Was sind deine Stressoren?

Manchmal habe ich das Gefühl, dass jeder immer und ständig im Stress ist und dass es in manchem Umfeld modern ist zu sagen: »Ich bin total im Stress.«

Dinge wie unsere Arbeit, die Familie, unsere Finanzen und unsere Gesundheit gehören zu den größten Stressoren in unserem Leben. Lebensbedrohlich sind diese Stressoren nicht und doch stressen sie uns manchmal so sehr, dass sie die Reaktion und die Gesundheit unseres Körpers beeinflussen. Dann können schon die kleinsten und normalsten Dinge des Alltags, wie zum Beispiel die Wäsche oder das Ausräumen der Spülmaschine, das Fass zum Überlaufen bringen.

Bist du dir eigenlicht bewusst darüber, was dich stresst? Hast du dir schon einmal wirklich Zeit dafür genommen, deine ganz persönlichen Stressoren zu erkennen? Wenn wir wissen, was genau und in welchen Situationen Stress bei uns ausgelöst wird, ist das der erste Schritt zu einem stressfreieren Leben.

Ich möchte dich dazu einladen, dass du dir 20 bis 30 Minuten Zeit nimmst, deine Stressoren für dich zu definieren. Lasse dir auch gern mehr Zeit, wenn du mehr Zeit dafür benötigst. Vielleicht ist jetzt gerade nicht der richtige Zeitpunkt. Vielleicht planst du diese Übung für morgen, übermorgen oder für das nächste Wochenende. Du kannst dir auch ein paar Tage dafür Zeit nehmen, um genau zu erkennen, was Stress bei dir auslöst, sodass du diese Aufgabe auch als eine Art Tagebuch schreiben kannst.

Übung: Finde deine Stressoren!

1. Stressoren identifizieren:
Nimm dir 20 bis 30 Minuten Zeit und schreibe auf:

→ Welche Situationen, Personen oder Umstände setzen dich unter Stress?
→ Welche kleinen Dinge belasten dich zusätzlich, z. B. Lärm, Zeitdruck oder Schlafmangel?

2. Überlege, wie dein Körper und dein Geist auf Stress reagieren:

→ Hast du Schmerzen (z. B. im Rücken, in der Hüfte, im Kopf, im Bauch)?
→ Bist du emotional angespannt oder schnell gereizt?

3. Notiere, ob du Muster zwischen Stressoren und Beschwerden erkennst.

Um den Teufelskreis zwischen Stress und Hüftproblemen zu durchbrechen, ist es wichtig, unsere Stressoren zu kennen und Stress bewusst loszulassen. Indem wir sowohl körperlich als auch emotional ansetzen, können wir die Verspannungen in unseren Hüften lösen, bevor sie zu dauerhaften Beschwerden führen. Wie können wir diesen Kreislauf durchbrechen? Gibt es eine Möglichkeit, zu verhindern, dass sich chronischer Stress dauerhaft in unserem Körper, insbesondere in unseren Hüften, festsetzt?

»Chill-Pille« Vagusnerv: Der Entspannungsmeister

An dieser Stelle kommt unser Nervensystem ins Spiel, denn unser Körper verfügt über die Fähigkeit, Stress zu regulieren und uns zurück in die Entspannung zu führen. Dabei spielt der Vagusnerv als »Chill-Pille« eine zentrale Rolle.

Was ist der Vagusnerv?

Der Vagusnerv ist der größte von zwölf Hirnnerven – genauer gesagt der zehnte Hirnnerv. Das lateinische Verb *vagari* bedeutet so viel wie »wandern« oder »umherschweifen«, und das tut unser Vagusnerv auch. Er wandert von unserem Gehirn zum Herz, zur Lunge, zum Magen, zur Leber, zur Blase und so weiter bis zu unserem Darm. Er ist mit fast allen unseren inneren Organen verbunden.

Der Vagusnerv spielt eine zentrale Rolle bei der Kommunikation zwischen dem Gehirn und den Organen sowie zwischen den Organen selbst. Er ist ein bisschen wie ein internes Kommunikationssystem, das unseren Körper beruhigt und wieder ins Gleichgewicht bringt. Dabei reguliert er die Atmung, die Herzfrequenz und die Verdauung.

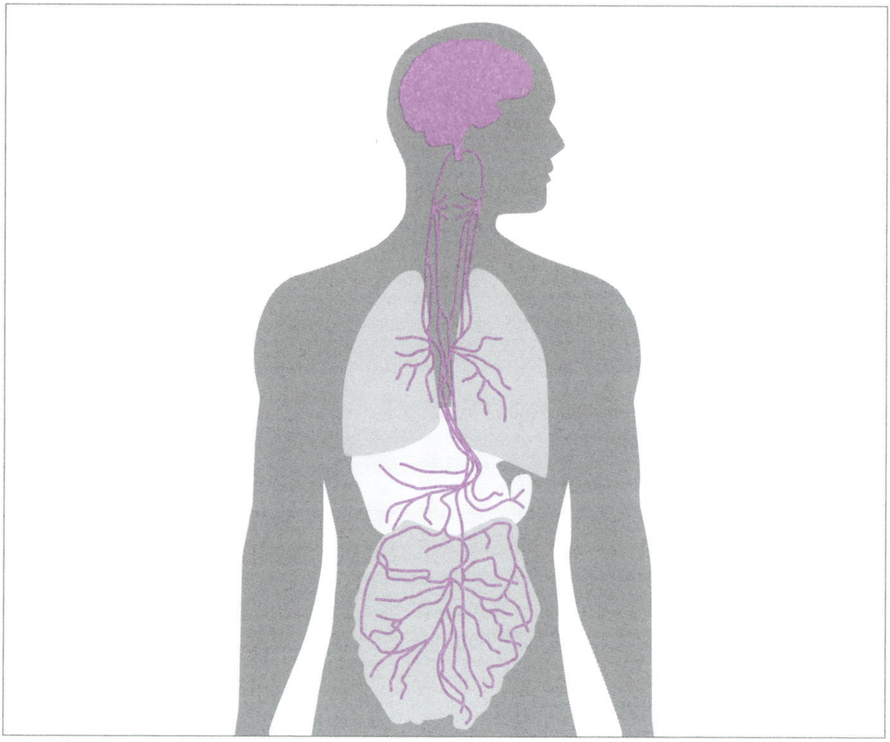

Der Vagusnerv

Er besitzt also die Fähigkeit, uns aus dem Stress herauszuholen und uns wieder in einen entspannten und regenerativen Zustand zu versetzen. Diesen Zustand nennt man auch den »Rest-and-Digest-Modus«. Wie du in diesen Zustand gelangen kannst, erkläre ich dir gleich (→ Seite 62).

Während der Psoas und andere Muskeln oft in Alarmbereitschaft bleiben, wenn wir gestresst sind, sorgt der Vagusnerv dafür, dass sich unser gesamter Organismus wieder entspannen kann. Er is ein bisschen wie dieser immer entspannte Freund, der sagt: »Beruhige dich! Wir schaffen das!«

Wenn wir verstehen, wie der Vagusnerv funktioniert und wie wir ihn aktivieren können, kann er uns helfen, die psychischen und physischen Folgen von Stress zu minimieren und gezielt dabei unterstützen, Verspannungen im Hüftbereich zu lösen.

Parasympathikus vs. Sympathikus: Die zwei Seiten unseres Nervensystems

Unser Nervensystem hat verschiedene Schaltkreise. Das parasympathische System, in dem der Vagusnerv eine Hauptrolle spielt, ist einer dieser Schaltkreise. Der Parasympathikus kommt immer dann zum Einsatz, wenn wir uns sicher und entspannt fühlen. Dann sorgt er dafür, unseren Atem, den Stoffwechsel, die Verdauung und die Herzfrequenz zu regulieren. In diesem Zustand der Ruhe und Entspannung atmen wir ruhig, der Puls ist auf normaler Geschwindigkeit, unsere Muskeln sind entspannt, und unsere Verdauung ist aktiv.

Der Gegenspieler zum Parasympathikus ist der Sympathikus. Teile dieses Schaltkreises haben wir bereits kennengelernt. Er steuert nämlich die Fight-or-Flight-Reaktion, in der genau das Gegenteil passiert: Der Herzschlag wird beschleunigt, die Muskeln spannen sich an, Stresshormone werden ausgeschüttet, und wir sind bereit zu kämpfen oder zu fliehen. Nicht so wichtige Funktionen wie zum Beispiel die Verdauung werden heruntergefahren.

Vereinfacht kann man also sagen: Der Parasympathikus sorgt für unsere Entspannung und Regeneration, und der Sympathikus sorgt für Stress. Der Körpertherapeut Stanley Rosenberg schreibt in seinem Buch »Der Selbstheilungsnerv« den schönen Satz: »Stress und Entspannung schließen sich aus, es sei denn bei einem Hockeyspiel.«[23]

Wenn wir zum Beispiel Mannschaftssport betreiben, befindet sich unser Körper in diesem Moment eindeutig im Stressmodus, und der Sympathikus ist aktiviert. Der Körper mobilisiert seine Energiereserven, um aktiv an diesem Mannschaftssport teilzunehmen. Gleichzeitig jedoch sind wir durch den Mannschaftssport in sozialen Kontakten, und die soziale Gewandtheit wird durch den Parasympathikus gefördert, was wiederum unser Gefühl von Sicherheit stärkt.

Der Vagusnerv und Entspannung

Der Vagusnerv ist der Schlüssel zur Entspannung unseres Körpers. In einer Welt, die oft von chronischem Stress geprägt ist, ist es wichtig zu verstehen, wie wir den Vagusnerv ganz bewusst aktivieren können. Ein aktivierter Vagusnerv sorgt dafür, dass der Herzschlag verlangsamt wird, der Blutdruck sinkt und der Körper in einen Zustand der Erholung und Heilung übergehen kann.

Atemtechniken, Entspannungsübungen und Meditation helfen dabei, den Vagusnerv zu stimulieren und den parasympathischen Zustand des Nervensystems zu fördern. Eine sehr einfache und effektive Technik ist die tiefe Bauchatmung, die wir oft in Yoga-Stunden üben. Sie lässt sich ganz einfach in den Alltag integrieren und kann in jeder Körperposition geübt werden. Auch Vibrationen im Halsbereich, die durch Summen oder Singen entstehen, stimulieren den Vagusnerv.

Wenn du traditionelle Yoga-Stunden besuchst, dann kennst du dieses Vibrieren, wenn Mantras gesungen werden. Das einfache Summen oder Singen eines »Oms« wirkt besonders im Straßenverkehr Wunder, wenn der Stress hochkocht. Okay, ich gebe zu, dass das im Auto besser funktioniert als in einem öffentlichen Verkehrsmittel. Aber selbst dort kannst du ganz leise vor dich hin summen.

Auch Kälteanwendungen, Achtsamkeitsübungen, Meditation und natürlich Yoga sind sehr effektiv, um den Vagusnerv zu stimulieren. All diese Methoden haben das Ziel, den Körper in einen Zustand der Entspannung zu versetzen und ihn aus der dauerhaften Stresssituation herauszuholen.

Wie du den Vagusnerv aktivieren kannst

Damit du jederzeit gewappnet bist, wenn du das Gefühl hast, dass der Stress hochkommt, gebe ich dir hier ein paar konkrete Beispiele und Übungen mit, wie du den Vagusnerv aktivieren kannst. Bei manchen Übungen macht es sicherlich Sinn, wenn du zu Hause in Ruhe bist, andere Übungen, die ich dir hier zeige, kannst du ganz praktisch in den Alltag integrieren.

Die tiefe Bauchatmung

Die tiefe Bauchatmung ist eine einfache, aber sehr effektive Methode, um den Vagusnerv zu aktivieren und Stress abzubauen. Die meisten Menschen atmen unbewusst flach in die Brust, vor allem wenn sie gestresst sind. Das führt zu einer eingeschränkten Sauerstoffversorgung und kann Stressgefühle noch verstärken. Ich baue die tiefe Bauchatmung in fast jede Yogastunde ein und erkläre meinen Teilnehmern, wie vorteilhaft es sein kann, diese Übung auch in den Alltag zu integrieren. Sie hilft uns, in jeder Stresssituation den Parasympathikus zu aktivieren und den Vagusnerv zu stimulieren.

1. Vorbereitung: Die richtige Position einnehmen

- **Bequeme Sitzposition**: Setze dich auf einen Stuhl oder auf den Boden. Wenn du auf dem Boden im Schneidersitz sitzt, lege dir ein Kissen unter dein Gesäß, um aufrechter zu sitzen. Achte darauf, dass du bequem sitzt, aber mit gerader Wirbelsäule. Sitzt du auf einem Stuhl, sollten die Füße fest, aber entspannt auf dem Boden stehen und die Hände liegen bequem auf deinen Oberschenkeln.
- **Alternative Liegeposition**: Du kannst dich auch auf den Rücken legen, die Beine aufstellen und die Knie entspannt zueinander fallen lassen. Die Hände liegen entweder neben dir auf dem Boden oder sanft auf deinem Bauch. So kannst du die Bewegung der Bauchdecke besser wahrnehmen.

2. Körper entspannen

- Schließe deine Augen, um deine Aufmerksamkeit nach innen zu richten.
- Entspanne bewusst deine Schultern, deinen Nacken und deinen Kiefer. Konzentriere dich darauf, alle Anspannungen loszulassen, die du spüren kannst.
- Beobachte deine Atmung, ohne deinen Atem zu beeinflussen. So atmest du ein paarmal ein und aus und nimmst einfach nur wahr, welche Bewegung dein Atem in deinem Körper auslöst.

3. Die tiefe Bauchatmung starten

- Beginne, deinen Atem in deinen Bauch zu lenken, und nimm wahr, wie deine Bauchdecke sich mit deiner Atmung hebt und senkt.
- Achte darauf, gleichmäßig ein- und auszuatmen und die Einatmung genauso lang zu machen wie deine Ausatmung. Wenn es dir hilft, kannst du zur Unterstützung ganz leise im Kopf bei deiner Ein- und Ausatmung bis vier zählen. Sollte dir das zu lang oder zu kurz sein, passt du die Zählzeiten deinem Atemrhythmus einfach an. Du kannst also auch bis zwei oder bis sieben zählen.
- Wenn du schon länger Atemübungen praktizierst und eine Alternative dazu möchtest, kannst du auch Atempausen einfügen. Du kannst zum Beispiel nach deiner Einatmung ein bis zwei Sekunden den Atem anhalten, um die Atemfülle wahrzunehmen. Genauso kannst du nach der Ausatmung den Atem für ein bis zwei Sekunden halten.
- Wiederhole die tiefe Bauchatmung für 5–10 Minuten. Achte dabei darauf, dass dein Atem gleichmäßig und ruhig bleibt.
- Sollten deine Gedanken einmal abschweifen, kommst du mit deiner Aufmerksamkeit ganz liebevoll wieder zurück zu deinem Atem.

Wichtige Hinweise

zur Bauchatmung

Atempausen: Wenn du die Entspannung noch unterstreichen möchtest, ist die Atempause nach der Ausatmung länger als nach der Einatmung. Atempausen empfehle ich dir allerdings nur, wenn du geübt und absolut gesund bist und zum Beispiel keinen Bluthochdruck hast.

Tempo und Rhythmus anpassen: Jeder Mensch hat einen individuellen Atemrhythmus. Es ist wichtig, dass du dich nicht zu schnellen oder zu langsamen Atemzügen zwingst. Finde dein eigenes Tempo, in dem du dich wohlfühlst.

Keine Anstrengung: Der Atem sollte nie forciert oder angestrengt sein. Die Bauchatmung sollte dir helfen, dich zu entspannen, daher lass deinen Atem fließen, ohne ihn zu stark zu beeinflussen oder zu erzwingen.

Gedanken loslassen: Es ist ganz normal, dass deine Gedanken bei der Übung abschweifen können. Nimm das wertfrei wahr und kehre mit der Aufmerksamkeit zurück zu deiner Atmung.

Regelmäßig üben: Um den vollen Nutzen der tiefen Bauchatmung zu spüren, ist es hilfreich, diese Atemtechnik regelmäßig zu üben. Schon ein paar Minuten am Morgen oder vor dem Schlafengehen können langfristig Stress reduzieren und das Wohlbefinden steigern.

Summen oder Singen

Wenn du gern singst, egal ob unter der Dusche, im Auto oder im Yoga, ist das deine Übung. Das Summen oder Singen ist eine sehr einfache Methode, die die Vibrationen in der Kehlkopfregion nutzt, um den Vagusnerv, der an unseren Stimmbändern vorbeiläuft, zu stimulieren.

1. Vorbereitung

- Grundsätzlich kannst du diese Übung überall durchführen. Wenn du dir zu Hause Zeit dafür nehmen möchtest, dann wähle einen ruhigen Ort, an dem du ungestört bist.
- Meine Empfehlung ist, diese Übung im Sitzen oder im Stehen zu praktizieren. Im Liegen ist es doch ein bisschen schwerer, zu singen oder zu summen.
- Plane 5–10 Minuten ein. Du kannst aber natürlich ganz nach Belieben auch länger singen und summen. ☺
- Setze oder stelle dich aufrecht hin, sodass deine Wirbelsäule gerade ist. Deine Schultern sollten entspannt und nicht nach vorn gebeugt sein.
- Wenn du sitzt, lege die Hände locker auf die Oberschenkel. Falls du stehst, lasse die Arme neben deinem Körper locker hängen.
- Bevor du mit dem Summen oder Singen beginnst, nimm ein paar tiefe Atemzüge, um dich zu zentrieren. Atme dabei bewusst in den Bauch, sodass sich deine Bauchdecke hebt und senkt.

2. Summen oder Singen starten

- Atme tief durch die Nase ein.
- Beim Ausatmen lässt du ein langes »Mmmmmm«-Geräusch entstehen. Dein Mund ist dabei geschlossen, und die Vibration kannst du im Hals- und Brustbereich wahrnehmen.
- Achte darauf, dass du ganz entspannt und ohne Druck summst.

- Die Vibration ist stärker zu spüren, je tiefer der Ton ist.
- Du kannst so lange summen, wie es dir angenehm ist. Konzentriere dich dabei auf das Gefühl der Vibration in deinem Körper.
- Wenn du magst, kannst du alternativ oder ergänzend Vokale wie A, O oder U singen: »Aaaah«, »Ooooh«, »Uuuuh«.
- Nach jeder Ausatmung und dem damit verbundenen Summen oder Singen atmest du wieder tief ein und wiederholst das Ganze mehrmals.
- Du kannst nach Belieben Pausen einbauen und so lange summen oder singen, wie du magst.
- Im Anschluss kannst du dich hinlegen oder einfach ganz in der Ruhe wahrnehmen, wie sich die Entspannung in deinem Körper ausbreitet.

Alternativen und Tipps

- Wenn dir das zu langweilig oder zu yogisch ist, dann kannst du natürlich auch deinen Lieblingssong summen oder singen. Ob im Auto, unter der Dusche oder zu Hause: Trällere einfach drauflos und genieße den anschließenden Effekt der Entspannung und des Wohlbefindens.
- Und wenn du dich dabei noch bewegst oder tanzt, tust du deiner Hüfte direkt auch noch etwas Gutes.

Kalte Duschen

Kalte Duschen können den Vagusnerv auf natürliche Weise stimulieren, indem sie eine schnelle, aber sanfte Reaktion des parasympathischen Nervensystems auslösen. Okay, ich gebe zu: Das ist nicht jedermanns Sache. Meine zum Beispiel nicht. Da summe ich lieber. ☺ Aber vielleicht ist diese Übung ja für dich genau die richtige.

- Starte erst einmal mit warmem Wasser, um dich zu entspannen und dich auf die Übung vorzubereiten.
- Drehe das Wasser langsam in Richtung Kaltwasser. Vielleicht verweilst du auch noch ein kleines bisschen bei lauwarmem Wasser.
- Starte langsam und achtsam bei deinen Füßen, gehe dann mit dem Wasser über deine Beine und arbeite dich langsam nach oben vor.
- Gerade im Bereich des Nackens kannst du den Vagusnerv besonders gut stimulieren. Gehe mit dem Wasser über den Nacken, deine Schultern und dein Gesicht und atme ruhig und gleichmäßig weiter.
- Eine bewusste und langsame Atmung, mit einer eventuell verlängerten Ausatmung, vertieft die Entspannung des Körpers und hilft, das Nervensystem zu beruhigen.
- Es ist ausreichend, eine Minute kalt zu duschen. Wenn du mit dieser Übung erst startest, reichen auch ein paar Sekunden. Arbeite dich langsam vor. Fortgeschrittene machen diese Übung 2–3 Minuten.
- Wenn es dir hilft, kannst du im Anschluss das Wasser wieder auf lauwarm drehen und die Übung danach beenden.
- Die Übung wird dir leichter fallen, wenn du sie regelmäßig übst. Du kannst sie täglich in deine Routine integrieren oder sie mehrmals die Woche durchführen.

Wichtige Hinweise

zu kalten Duschen

Kalte Duschen können in bestimmten Lebensphasen oder bei bestimmten Vorerkrankungen problematisch sein. Der plötzliche Kältereiz beeinflusst das Herz-Kreislauf-System und kann zu ungewollten und problematischen Reaktionen führen. Du solltest keine kalten Duschen machen oder vorher mit deinem behandelnden Arzt sprechen, wenn du Bluthochdruck oder Herzerkrankungen hast, unter Asthma oder Atemwegserkrankungen leidest, unter dem Raynaud-Syndrom leidest oder häufig krank bist. Kalte Duschen empfehlen sich auch nicht, wenn du Untergewicht hast, häufig an Kopfschmerzen und Migräne leidest oder schwanger bist.

Augenübung

Diese Übung zur Aktivierung des Vagusnervs ist supereinfach und du kannst sie überall durchführen. Sie benötigt weder viel Zeit noch einen bestimmten Ort. Du kannst sie übrigens auch beim Netflixen machen – merkt kein Mensch! ☺

1. Finde eine Position, in der du für einen Moment gut sitzen kannst. Du kannst auf dem Boden sitzen oder auf einem Stuhl. Alternativ kannst du dich auch auf den Rücken legen.
2. Nimm ein paar tiefe und ruhige Atemzüge, gern in der Bauchatmung. Das bringt den Körper zur Ruhe und hilft dir, dich auf die Übung zu konzentrieren.

3. Ohne deinen Kopf zu bewegen, richtest du deinen Blick geradeaus. Deine Augen sind dabei entspannt und locker.
4. Schau mit den Augen langsam nach links, ohne dabei deinen Kopf zu drehen. Schau so weit wie möglich nach links, aber ohne, dass es unangenehm wird. Halte den Blick in dieser Position für 30–60 Sekunden.
5. Achte währenddessen auf deinen Atem.
6. Falls du gähnen, seufzen oder tief durchatmen musst, ist das ein gutes Zeichen – dein Körper entspannt sich und der Vagusnerv wird aktiviert.
7. Führe deinen Blick anschließend zurück zur Mitte und spüre für einen Moment nach.
8. Wiederhole die Übung auf der anderen Seite. Richte deinen Blick langsam nach rechts, ohne den Kopf zu bewegen, und halte für 30–60 Sekunden. Auch hier atmest du ruhig und entspannt weiter.
9. Gern kannst du die Übung noch ein bis zweimal pro Seite wiederholen. Um die Übung zu beenden, richte deinen Blick zurück zur Mitte und schließe für einen Moment deine Augen, um nachzuspüren.

Ich hoffe, ich konnte dir in diesem Kapitel eine gute Übersicht darüber geben, was der Kopf mit unserem Körper zu tun hat, und dir sinnvolle Werkzeuge zur Aktivierung des Vagusnervs an die Hand geben. Die wichtigste Message in diesem Kapitel ist sicherlich, dass wir lernen sollten, bewusst auf die Signale unseres Körpers zu hören und dass Stress eine bedeutende Auswirkung auf unsere Hüften haben kann. Neben regelmäßiger Bewegung ist der Umgang mit Stress ganz zentral für unsere Hüftgesundheit. Im nächsten Abschnitt schauen wir uns an, welche besondere Rolle die Hüfte im Leben der Frau spielt.

HIP*Facts*

1. Körperliche Beschwerden wie Schmerzen können psychosomatische Ursachen haben und ein Hinweis darauf sein, dass der Körper auf stressbedingte oder emotionale Belastungen reagiert.
2. Der Körper sendet uns Signale, die uns auf unausgeglichene Lebenssituationen oder ungesunde Verhaltensweisen aufmerksam machen können.
3. Psychosomatik beschreibt die Wechselwirkung zwischen Seele und Körper.
4. Die Amygdala spielt eine zentrale Rolle bei der Entstehung von Angst und bewertet Situationen basierend auf Erfahrungen und Erinnerungen.
5. Chronischer Stress aktiviert dauerhaft die Fight-or-Flight-Reaktion, was zu physischen und psychischen Belastungen führen kann.
6. Der Psoas-Muskel reagiert sensibel auf Stress und speichert Emotionen in Form von Verspannungen oder Schmerzen.
7. Dauerstress kann langfristig gesundheitliche Schäden verursachen.
8. Stressoren zu erkennen und gezielt zu reduzieren, ist ein erster Schritt, um den Körper und die Psyche zu entlasten und Verspannungen zu lösen.
9. Der Vagusnerv ist entscheidend für die Stressregulation und Entspannung.
10. Bereits kleine Veränderungen wie achtsames Atmen, mehr Bewegung und bewusste Pausen können helfen, den Teufelskreis von Stress und körperlichen Beschwerden zu durchbrechen.

A WOMAN'S HIPS

carry the past, the
present, and the power
of creation.

UNBEKANNT

Die Hüfte der Frau

EIN LIEBESBRIEF
AN DIE WEIBLICHKEIT

Ich liebe es, zu tanzen und mich zu Musik zu bewegen. Schon als kleines Mädchen nahm ich Ballettunterricht und trat bei verschiedenen Aufführungen auf. Okay, ich gebe zu, dass ich einen schweren Start hatte, weil ich beim Biene-Maja-Tanz eine der Blumen war, die nur am Boden saß, während alle anderen als Bienen um mich herumtanzten. Aber hey, auch Blumen waren ein wichtiger Bestandteil der Ballettaufführung. Ich habe trotzdem nie aufgehört zu »tanzen«, und die Lust an der Bewegung nie verloren. Als Teenager tanzte ich dann Jazz Dance, bis ich mich mit 16 Jahren dazu entschloss, eine Ausbildung als Aerobic-Trainerin zu machen. Musik und Bewegung spielten immer eine große Rolle in meinem Leben, und ich liebte es, diese Freude an meine Freunde oder die Teilnehmer meiner Kurse weiterzugeben.

Egal ob Ballett, Jazz Dance, Aerobic oder auf Studentenpartys – meine Hüften waren immer in Bewegung. Für mich war und ist das immer ein Ausdruck von Freiheit und Lebendigkeit, und es passiert ganz automatisch, sobald ich Musik höre.

Selbst wenn ich durch den Supermarkt gehe, erwische ich mich manchmal dabei, wie ich, ganz unbewusst, meine Hüften im Takt der Musik aus den Lautsprechern hin- und herbewege. Ganz subtil, nur für mich, sodass es für andere kaum wahrnehmbar ist. Das glaube ich zumindest! ☺

Die Hüfte ist so viel mehr als nur ein Gelenk, das uns Stabilität und Flexibilität gibt und den Oberkörper mit dem Unterkörper verbindet. Die Hüfte ist ein Symbol der Weiblichkeit, das sich im Laufe unseres Lebens ständig verändert. Ob Hormone, Schwangerschaft und Geburt, Schönheitsideale oder Tanz und Bewegung – dieses Kapitel widmen wir der Hüfte der Frau.

Was macht die weibliche Hüfte so besonders?

Die Hüfte der Frau unterscheidet sich im grundlegenden Aufbau der Anatomie nicht von der eines Mannes. Damit meine ich die Knochen- und Muskelstruktur. Hormonelle Schwankungen, Schwangerschaften und die Anforderungen des Alltags machen die weibliche Hüfte jedoch besonders anfällig für Verspannungen und Schmerzen.

Neben Bewegungsmangel und einseitigen Belastungen, die natürlich alle Menschen betreffen, stehen Frauen oft vor zusätzlichen Herausforderungen. Viele jonglieren zwischen beruflichen und familiären Verpflichtungen, kümmern sich um Haushalt, Kinder und ihren Job – ein Spagat, der emotional und körperlich belastend sein kann. Natürlich gibt es heutzutage immer mehr alternative Modelle, doch die klassische Rollenverteilung spielt in vielen Leben nach wie vor eine Rolle.

Und nicht nur das: Die Hüfte der Frau verrät ganz viel über ihre emotionale Welt. Sie ist der Dreh- und Angelpunkt der weiblichen Energie, sie steht für das Leben und die Fortpflanzung und verleiht dem Körper dabei Balance und Stabilität. Hormone, Geburt und alltägliche Belastungen tragen dazu bei, dass in den Hüften der Frau immer etwas los ist.

Hormonelle Veränderungen und ihre Auswirkungen auf die Hüfte

Unser Hormonspiegel verändert sich nicht nur innerhalb eines Zyklus, sondern auch während unseres ganzen Lebens. Das hat nicht nur Auswirkungen auf unsere Emotionen, sondern auch auf das Gewebe und unsere Muskulatur – insbesondere im Bereich der Hüfte. Die hormonellen Veränderungen innerhalb eines Zyklus sorgen für Veränderungen des Bindegewebes, was Frauen insgesamt empfindlicher macht für

Hüftbeschwerden, da die Gelenke ständig zwischen Stabilität und Flexibilität wechseln.

Östrogen, das oft als »weibliches Hormon« bezeichnet wird, fördert insgesamt die Flexibilität der Gelenke und der Muskulatur, was die Beweglichkeit der Hüfte unterstützt. Sinkt der Östrogenspiegel, wie zum Beispiel in den Wechseljahren, kann das dazu führen, dass die Gelenke und somit auch die Hüftgelenke schmerzen.

Progesteron hingegen sorgt unter anderem für ein starkes Bindegewebe, das sich auch um unsere Gelenke und unsere Muskulatur herum befindet. Geht unser Progesteronspiegel zurück, wirkt sich das auf unser Bindegewebe aus, was die Hüfte anfälliger für Beschwerden macht.

Doch nicht nur Hormone beeinflussen, wie wir unsere Hüften wahrnehmen und wie sie sich für uns anfühlen. Auch gesellschaftliche Erwartungen und persönliche Erlebnisse prägen unser Verhältnis zu ihnen – von der Pubertät bis ins Erwachsenenalter.

Die Hüfte in der Pubertät: Von Unsicherheit zu Selbstakzeptanz

Bereits in der Pubertät, wenn der Körper anfängt, sich zu verändern, bekommen wir Frauen erste Rundungen. Unsere Hüften werden breiter und der Körper bereitet sich auf das Frausein vor. Für viele Mädchen ist dieser Übergang mit Unsicherheit verbunden, da die gesellschaftlichen Erwartungen an weibliche Körperformen nach wie vor vorhanden sind.

Schönheitsideale, die in den sozialen Medien und im Fernsehen repräsentiert werden, verstärken diese Unsicherheiten und können es erschweren, diese Veränderung positiv zu erleben. Ich habe das Gefühl, dass wir uns in den letzten Jahren in eine gute Richtung entwickeln, aber irgendwie kommen wir aus der 90-60-90-Nummer nicht so richtig heraus. Viel zu oft fühlen sich junge Mädchen und Frauen immer noch in ihrem Körper unwohl.

Schönheitsideale im Wandel: Von Twiggy zu Kim Kardashian

Schönheitsideale kommen und gehen, doch die Bedeutung der Hüfte bleibt, wobei sich ihre Rolle im Laufe der Geschichte immer wieder verändert. In der Antike galten Frauen mit vollen Hüften als besonders schön und vor allem fruchtbar. Wenn wir uns Bilder und Skulpturen aus dieser Zeit anschauen, wird der weibliche Körper mit runden Hüften und wohlgeformten Beinen gezeigt. In der Barockzeit war das ganz ähnlich, und Frauen mit runden und rundlichen Formen waren besonders begehrt.

Im 19. Jahrhundert, als Frauen Korsetts trugen, verschob sich das Ideal: Eine schmale Taille und betonte Hüften galten als erstrebenswert. In den 1920er-Jahren gab es diesbezüglich eine drastische Wende, und Frauen trugen Kleidung, die ihre Kurven eher versteckte; sie waren nicht nur schlank, sondern fast knabenhaft. Dieses Ideal wurde in den 1960er-Jahren mit der gefeierten Modeikone Twiggy erneut zum Trend. Ihre zierliche Figur mit kaum sichtbaren Hüften prägte ein Jahrzehnt, in dem Schlankheit und gerade Linien das Maß aller Dinge waren.

Die weiblichen Rundungen kamen dann in den 1950er-Jahren zurück. Stars wie Marilyn Monroe oder auch heute Kim Kardashian verkörpern ein anderes Schönheitsideal: Runde Hüften, eine schmale Taille und ein ausgeprägter Po kombiniert mit einer großen Portion Selbstvertrauen. Kim Kardashian steht dabei heute für ein neues Selbstverständnis weiblicher Körperlichkeit, das nicht nur akzeptiert, sondern auch gefeiert wird.

Ich bin froh, dass wir heute in einer Zeit leben, in der Körpervielfalt mehr und mehr Akzeptanz gewinnt. Wer kurvig ist, präsentiert seine Kurven mit Stolz und Selbstbewusstsein und auch in der Modewelt haben Curvy Models ihren Platz gefunden. Trotzdem bleibt die Hüfte oft ein Bereich, der von Scham und Unsicherheiten geprägt ist. Frauen haben häufig das Gefühl, ihren Körper kontrollieren zu müssen: Sie ziehen den

Bauch ein, kaschieren ihre Hüfte oder spannen das Gesäß an. Diese körperliche Anspannung kann sich direkt auf die Hüften auswirken. Umso wichtiger ist es, dass wir anfangen, ein positives Selbstbild zu entwickeln. Besonders bewusste Bewegungen wie beim Gehen oder Tanzen, oder auch andere Bewegungsformen wie Yoga, können uns dabei helfen.

Schwangerschaft und Geburt: Die magische Rolle der Hüfte

Mit zunehmendem Alter gewinnt die Hüfte eine neue Bedeutung, insbesondere im Zusammenhang mit Fruchtbarkeit und Schwangerschaft. Die Hüfte ist dafür ausgelegt, sich zu weiten, um Platz für ein neues Leben zu schaffen, und wird zu dem Ort, an dem neues Leben entsteht und heranwächst. Gerade in dieser Phase wird erkennbar, wie wichtig unsere Hüfte ist und welche zentrale Rolle sie spielt, indem sie sich der Situation anpasst und sich physisch komplett verändert.

Während einer Schwangerschaft steigt das Hormon Relaxin an, was für eine Lockerung der Bänder und Gelenke sorgt. Für die Geburt ist das superwichtig, allerdings kann es auch zu einer Instabilität im Hüftgelenk führen und so Schmerzen in der Hüfte verursachen.

Während der Schwangerschaft wird ein größerer Druck auf die Hüftgelenke ausgeübt und während der Geburt selbst muss der gesamte Hüft- und Beckenbereich enormen Kräften standhalten. Viele Frauen haben nach der Geburt Schmerzen im Hüftbereich, da die Muskeln, Sehnen und Bänder stark beansprucht wurden.

Auch auf der emotionalen Ebene passiert in dieser Zeit in unseren Hüften ganz viel. Viele Frauen berichten davon, während einer Schwangerschaft eine ganz andere Verbindung zu ihren Hüften zu haben als vorher. Die tiefe emotionale Verbindung zur Hüfte macht sie spätestens jetzt zum Zentrum tiefer Emotionen, Kreativität, Vitalität und Lebensfreude.

Schon in den ersten Wochen einer Schwangerschaft formen sich grundlegende Strukturen des Embryos. Eines der ersten Organe, das seine Aktivität aufnimmt, ist das Herz. Ungefähr 22 Tage nach der Befruchtung beginnt das Herz des Embryos zu schlagen.[24]

Ich glaube, dass diese frühe Verbindung zwischen unseren Hüften und dem Herz nicht nur biologisch, sondern auch symbolisch von großer Bedeutung ist. Unser aller Herz hat in den Hüften unserer Mutter angefangen zu schlagen. Das Herz, das als Zentrum unserer Emotionen gilt, beginnt genau in dem Bereich zu schlagen, der das Fundament des Lebens ist: unsere Hüften.

Bereits in diesem Moment entsteht die tiefe Verbindung zwischen unseren Emotionen und unserer Hüfte. Die Hüfte, in der das neue Leben entsteht, und das Herz, das dieses Leben mit Energie versorgt, arbeiten zusammen, um den Weg für die kommende Entwicklung zu ebnen. Die Hüfte wird so zu einem Symbol der Balance zwischen Körper und Seele, zwischen unserer physischen und emotionalen Welt. Diese Verbindung geben wir von Generation zu Generation weiter.

Während der Geburt selbst vollbringt unsere Hüfte wahre Wunder. Die Muskulatur wird maximal beansprucht, um das Kind auf seinem Weg in die Welt zu unterstützen. Die Geburt ist nicht nur eine körperliche Veränderung, sondern auch eine tiefgreifende seelische Erfahrung. Oftmals verändern sich Frauen nach einer Geburt zu mehr Selbstbewusstsein und einer besseren Verbindung zu ihrem eigenen Körper.

Doch nicht alle Erfahrungen sind so positiv. An dieser Stelle möchte ich auch all die Frauen nicht außer Acht lassen, die eine Schwangerschaft oder eine Geburt durchleben mussten, die mit schmerzhaften Erinnerungen verbunden ist.

Ein unerfüllter Kinderwunsch und die damit verbundenen Behandlungen sowie Fehlgeburten, Abgänge oder medizinisch notwendige Entscheidungen wie eine Abtreibung hinterlassen tiefe Spuren – sowohl im Herzen als auch im Körper, und insbesondere in den Hüften, jenem

Bereich, in dem wir unsere tiefsten Emotionen tragen. Die Belastungen und der Schmerz, den solche Erlebnisse mit sich bringen, treffen uns in unserem tiefsten Kern und können mit gar traumatischen Erinnerungen verbunden sein. Die Hüften tragen dabei mehr als nur eine Last, sie halten eine Geschichte fest, die sich direkt in ihnen ereignet hat.

Gehen, Tanzen, Leben: Wie Hüften unsere Bewegung leiten

Jede Form der Bewegung sorgt für ein besseres Körpergefühl, eine bessere Selbstwahrnehmung, einen gesünderen Körper, was uns ganz automatisch mehr Selbstbewusstsein verleiht. Jeder Schritt, den wir gehen, und jede Bewegung, die wir machen, sorgt für eine verbesserte Hüftgesundheit und den Ausgleich zwischen Anspannung und Entspannung.

Bei jeder Art der Bewegung, sei es ein Spaziergang, Yoga oder eine Sportart deiner Wahl, spielen unsere Hüften eine entscheidende Rolle. Eine stabile und flexible Hüfte hilft uns, Übungen kraftvoll, aber auch mit Leichtigkeit auszuführen und sorgt für mehr Leistungsfähigkeit und eine gute Körperhaltung. Gerade beim Tanzen steht die Hüfte im Mittelpunkt der Bewegung und es zeigt sich unmittelbar, welche Auswirkungen das auf unseren emotionalen, psychischen und physischen Zustand haben kann. Ganz gleich, ob Disco, Salsa oder Bauchtanz – rhythmische Bewegungen wirken sich sofort auf unsere Stimmung aus. Natürlich sorgt das wiederum für mehr Selbstbewusstsein und ein besseres Wohlbefinden. Und Shakira singt es ja so treffend: »And I'm on tonight, you know my hips don't lie, and I'm starting to feel it's right.«

Unsere Hüften erinnern uns daran, dass Leben Bewegung ist und dass Bewegung uns achtsamer und selbstbewusster zugleich macht. Sie sind ein Ort der Energie, den wir im folgenden Kapitel aus yogischer Sicht noch tiefer beleuchten.

HIP*Facts*

1. Die weibliche Hüfte ist ein Symbol der Weiblichkeit. Durch Hormone, Schwangerschaft und alltägliche Belastungen ist sie ständigen Veränderungen ausgesetzt.
2. Bereits in der Pubertät, wenn sich der weibliche Körper verändert, spielen gesellschaftliche Erwartungen und Schönheitsideale eine große Rolle dabei, wie Frauen ihre Hüften wahrnehmen.
3. Im Laufe eines Zyklus beeinflussen der Östrogen- und Progesteronspiegel die Flexibilität von Gelenken, das Bindegewebe und somit die Anfälligkeit der Hüfte für Beschwerden.
4. Während der Schwangerschaft passt sich die Hüfte durch das Hormon Relaxin an, was ebenfalls zu Hüftbeschwerden führen kann.
5. Vom ersten Herzschlag bis zur Geburt ist die Hüfte einer besonderen Situation ausgesetzt und leistet Wunder.
6. In den Wechseljahren kann ein sinkender Östrogenspiegel zu Schmerzen in der Hüfte bzw. im Hüftgelenk führen.
7. Die Hüfte spielt eine zentrale emotionale Rolle im Leben einer Frau.
8. Schönheitsideale haben sich in den letzten Jahren stark verändert und setzten Frauen immer wieder unter Druck.
9. Die Hüfte zu bewegen, wie beispielsweise beim Tanzen, sorgt nicht nur für Beweglichkeit, sondern auch für Spaß sowie ein besseres Selbstbewusstsein.
10. Jede Form der Bewegung, sei es Gehen, Tanzen oder Yoga, stärkt die Hüftgesundheit und kann Frauen helfen, ein positives Selbstbild und ein besseres Körpergefühl zu entwickeln.

WITHOUT KNOWING

energy, you cannot
approach your soul.[25]

ILCHI LEE
SÜDKOREANISCHER
MEDITATIONSLEHRER
UND AUTOR

Energy, Baby!

EIN YOGISCHER BLICK AUF DIE HÜFTE

Kennst du das? Du sitzt in einer Yogastunde und die Yogalehrerin beginnt: »Heute konzentrieren wir uns auf unser Wurzelchakra, auch Muladhara-Chakra genannt. Dafür schließt du deine Augen und richtest deine Aufmerksamkeit auf den Bereich zwischen deinem Damm und deinem Anus. Spüre die Energie, die durch diesen Bereich fließt, und nimm dein Wurzelchakra ganz bewusst wahr.«

Und alles, was du denken kannst, ist: »Hat sie gerade wirklich ›Anus‹ gesagt?« Und das Chakra spürst du auch nicht, weil du eigentlich keine Ahnung hast, wie sich das anfühlen soll.

Du bist nicht allein! ☺ Wenn deine Yogalehrerin das nächste Mal Anus sagt, denk an mich und all die anderen, die das Gleiche denken wie du! Aber Spaß beiseite. Unsere Chakras beziehungsweise deren Energie zu fühlen ist tatsächlich gar nicht so einfach, ohne einen anatomischen Anhaltspunkt wie eben zum Beispiel den Anus. Im Yoga betrachtet man den Körper als ein System von Energien, in dem die sieben Hauptchakras eine zentrale Rolle spielen. Sie beeinflussen laut Chakralehre nämlich nicht nur unseren Körper, sondern auch unsere Emotionen.

Im direkten Bereich der Hüfte befinden sich zwei Chakras. Das Wurzelchakra und das Sakralchakra. Die Energien dieser beiden Chakras fließen direkt durch den Hüft- und Beckenbereich und wirken somit auf ihn ein. Auch der Psoas könnte von diesen Energien beeinflusst werden, da er sich im selben Bereich bewegt wie diese beiden Hauptchakras.

Die energetische Anatomie des Yoga ist so umfangreich, dass all das in diesem Buch keinen Platz findet und ich mich auf die Chakras beschränke. Du wirst sehen, dass die Chakras in Bezug auf die Hüfte und die Hüftgesundheit viele spannende Ansätze liefern. Wir schauen uns außerdem den Psoas im Chakrasystem an, was uns einen weiteren Blickwinkel bietet, um unsere Hüften besser zu verstehen und für mehr Leichtigkeit und Wohlbefinden in den Hüften zu sorgen.

Einführung in die Chakras

Das Wort Chakra stammt aus dem Sanskrit und bedeutet so viel wie »Rad« oder »Kreis«. In den meisten Traditionen, und so auch im Yoga, konzentriert man sich auf sieben Hauptchakras, die als unsere Hauptenergiezentren bezeichnet werden. Die genaue Anzahl der Nebenchakras kann je nach Tradition und System variieren. Einige Systeme sprechen von 88.000 bis 144.000 Chakras im gesamten Körper, wobei die kleineren Chakras an energetisch sensiblen Punkten wie Gelenken, Organen und entlang der Nadis (den energetischen Bahnen) liegen. Diese sind aber nicht so im Detail beschrieben wie die sieben Hauptchakras.

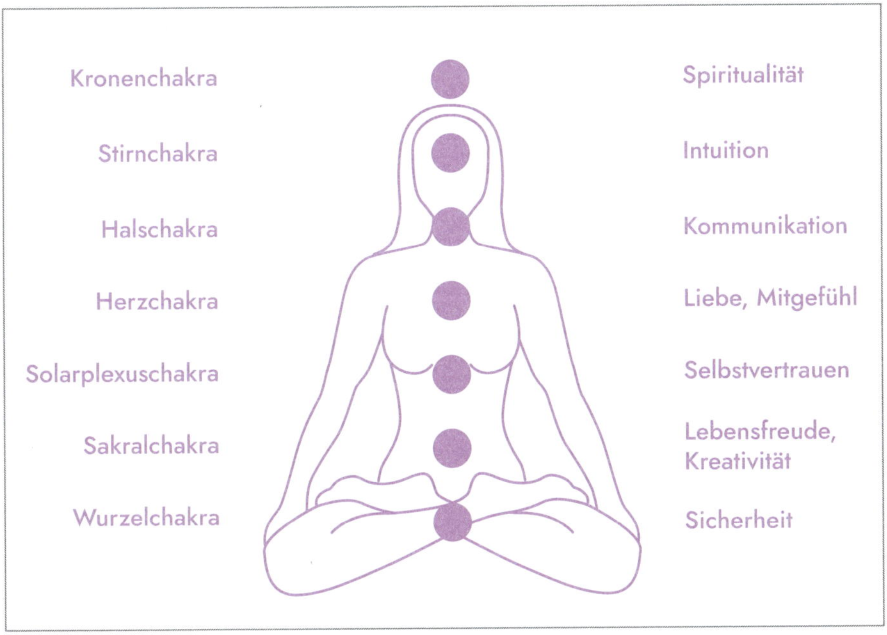

Die Chakras

Die Chakralehre hat ihren Ursprung im Yoga, wird jedoch auch in vielen anderen Traditionen angewendet. Dieses feinstoffliche Energiesystem des Menschen steht trotz seiner subtilen Art in direkter Verbindung zum physischen Körper und beeinflusst Zellen, Organe sowie das gesamte körperliche System. Auch unsere Emotionen werden von diesen Energien beeinflusst.

In der Chakraarbeit ist es das Ziel, die sieben Hauptchakras zu harmonisieren und ins Gleichgewicht zu bringen. Im Yoga helfen uns dabei bestimmte Körperhaltungen, Atemtechniken und Meditationen. Schauen wir uns zuerst einmal die sieben Hauptchakras an.

Das Wurzelchakra (Muladhara-Chakra)

Dieses Chakra ist das erste der Chakras und bildet somit die Basis für alle weiteren. Mula bedeutet übersetzt »Wurzel« und Adhara bedeutet »Stütze«. Manchmal wird dieses Chakra auch als Steißbeinchakra oder Wurzelzentrum bezeichnet. Es befindet sich im Bereich des Beckenbodens auf Höhe des Steißbeins zwischen Damm und Anus. Es soll unter anderem den Beckenboden, den Dickdarm sowie das Skelettsystem mit Energie versorgen und steht im Zusammenhang mit der Drüsenfunktion der Nebennieren.

Jedes Chakra ist mit zentralen Lebensthemen verbunden. Die zentralen Themen des Wurzelchakras sind Sicherheit, Urvertrauen und Lebenswille.

Wenn dein erstes Chakra stabil und gestärkt ist, dann sind dir Gefühle von Sicherheit, Geborgenheit und starkem Urvertrauen vertraut. Menschen, bei denen dieses Chakra aus der Balance geraten ist, kennen diese Gefühle nicht oder nur in abgeschwächter Form.

Besonders spannend ist, dass die Chakras in bestimmten Lebensjahren geprägt werden. Das Wurzelchakra wird zwischen dem 1. und 7. Lebensjahr stark beeinflusst, was besonders interessant ist, da in dieser Phase die Samen für Themen wie Urvertrauen, Sicherheit und Geborgenheit gesät werden.

Das Sakralchakra (Svadhisthana-Chakra)

Das Sakralchakra ist das zweite Chakra und steht für unsere Emotionen, Kreativität und Sexualität. Svadhisthana bedeutet »der eigene Wohnsitz« oder »Süße«.

Dieses Chakra befindet sich etwa eine Handbreit unterhalb des Bauchnabels, im Bereich des Kreuzbeins. Es versorgt die Genitalien, die Bauchorgane, die Gebärmutter, die Nieren und die Blase mit Energie und steht in enger Verbindung mit dem unteren Rücken. Der Wirkungsbereich erstreckt sich auf den gesamten Beckenbereich und das Kreuzbein. Auch das Flüssigkeitssystem unseres Körpers, wie Blut, Lymphe und Urin, soll durch das Sakralchakra energetisch beeinflusst werden.

Die zentralen Themen dieses Chakras sind Lebensfreude, Kreativität, Sexualität und die Fähigkeit, gesunde Beziehungen zu anderen Menschen aufzubauen. Wenn das Sakralchakra im Gleichgewicht ist, spüren wir einen natürlichen Fluss von Kreativität, Freude und Intimität. Menschen, bei denen die Energie in diesem Bereich ungehindert strömt, fällt es leicht, das Leben mit allen Sinnen zu genießen.

Menschen mit einem blockierten oder unausgeglichenen Sakralchakra hingegen können Schwierigkeiten in diesen Bereichen haben – sie fühlen sich oft von ihrer Kreativität oder emotionalen Lebendigkeit abgeschnitten.

Das Sakralchakra wird vor allem in der Zeit zwischen dem 8. und 14. Lebensjahr geprägt. In dieser Phase entdecken wir unsere eigene Persönlichkeit und beginnen, Beziehungen zu anderen Menschen aufzubauen, was die Basis für unsere emotionale und kreative Entfaltung legt.

Das Solarplexuschakra (Manipura-Chakra)

Das Solarplexuschakra, das dritte Chakra, ist das Zentrum für Selbstbewusstsein, Willenskraft und persönliche Macht. Manipura bedeutet »leuchtender Juwel« und dieses Chakra befindet sich im Bereich des oberen Bauches, ungefähr auf Höhe des Magens. Es beeinflusst den Verdauungstrakt, die Bauchspeicheldrüse, die Leber und das Zwerchfell.

Die zentralen Themen des Solarplexuschakras sind Selbstvertrauen, Durchsetzungsvermögen und der Umgang mit Macht. Ein ausgeglichenes Solarplexuschakra gibt dir ein starkes Gefühl von persönlicher Stärke und Kontrolle über dein Leben. Du fühlst dich selbstbewusst, entscheidungsfähig und bist in der Lage, deine Ziele zu verfolgen. Wenn dieses Chakra blockiert ist, äußert sich das oft in Unsicherheit, einem Mangel an Selbstbewusstsein oder einem Gefühl der Ohnmacht.

Die Prägung dieses Chakras erfolgt zwischen dem 15. und 21. Lebensjahr, einer Zeit, in der wir beginnen, unsere eigene Identität zu festigen und unser Leben aktiv zu gestalten.

In mancher Literatur wird diesem Chakra auch eine große Bedeutung im Bereich unserer Emotionen zugeordnet. Das ist wichtig, wenn wir uns im Anschluss der Chakras den Psoas und seine Schnittstellen zu den Chakras anschauen.

Das Herzchakra (Anahata-Chakra)

Das Herzchakra ist das vierte Chakra und steht im Zentrum unseres Energiesystems. Es wird mit der Kraft der Liebe in Verbindung gebracht und verbindet die unteren drei Chakras mit den oberen drei Chakras des höheren Bewusstseins. Anahata bedeutet so viel wie »ohne Makel« – was ich sehr liebe.

Das Herzchakra befindet sich auf der Höhe des Herzens, im Brustkorb, und ist sowohl körperlich als auch emotional von zentraler Bedeutung. Es ist mit dem Herzen, den Lungen, dem Blutkreislauf und dem Immunsystem verbunden.

Die Hauptthemen des Herzchakras sind Liebe, Mitgefühl, Harmonie und emotionale Ausgeglichenheit. Wenn das Herzchakra in Balance ist, fällt es uns leicht, Liebe und Mitgefühl zu empfinden – sowohl für uns selbst als auch für andere. Wir fühlen uns verbunden mit der Welt und erleben Harmonie in unseren Beziehungen. Ein blockiertes Herzchakra kann hingegen zu Gefühlen von Einsamkeit, Verbitterung oder emotionaler Kälte führen.

Das Herzchakra wird besonders in den Jahren zwischen dem 22. und 28. Lebensjahr beeinflusst – eine Zeit, in der Liebe und emotionale Verbindungen zu anderen Menschen eine zentrale Rolle in unserem Leben spielen.

Wir haben ja schon im Kapitel »Die Hüfte der Frau: Ein Liebesbrief an die Weiblichkeit« (→ Seite 73 ff.) darüber gesprochen, dass das Herz in der Hüfte anfängt zu schlagen. Ich glaube, dass schon allein dadurch die Themen des Herzchakras einen großen Einfluss auf unsere Hüften haben. Aber das Herz ist natürlich auch das Zentrum unserer Emotionen, die sich in den Hüften festsetzen können.

Das Halschakra (Vishuddha-Chakra)

Das Halschakra ist das fünfte Chakra und steht für Kommunikation und Selbstausdruck. Vishuddha bedeutet »Reinigung« oder »Reinheit«. Dieses Chakra befindet sich im Bereich des Kehlkopfes und ist mit den Stimmbändern, dem Mund, dem Hals sowie der Schilddrüse verbunden.

Die zentralen Themen des Halschakras sind Kommunikation, Ausdruck und Wahrheit. Ein gut ausgeglichenes Halschakra ermöglicht es dir, deine Gedanken und Gefühle klar und authentisch auszudrücken. Es hilft dir, deine innere Wahrheit zu finden und sie in die Welt hinauszutragen. Wenn das Halschakra blockiert ist, kann es schwierig sein, sich mitzuteilen – das kann sich durch Schüchternheit, Angst vor Ablehnung oder sogar durch körperliche Symptome wie Halsbeschwerden äußern.

Die Prägung des Halschakras findet zwischen dem 29. und 35. Lebensjahr statt, einer Phase, in der viele von uns beginnen, ihre eigene Wahrheit und ihren inneren Weg deutlicher zu erkennen und auszudrücken.

Das Stirnchakra (Ajna-Chakra)

Das Stirnchakra, das auch als Drittes Auge bekannt ist, ist das sechste Chakra. Ajna bedeutet »wahrnehmen« oder »wissen«. Es befindet sich in der Mitte der Stirn, zwischen den Augenbrauen, und ist eng mit dem Gehirn, dem Nervensystem und den Augen verbunden.

Die zentralen Themen des Stirnchakras sind Intuition, Einsicht und Weisheit. Der bekannte »siebte Sinn« wird mit dem Stirnchakra in Verbindung gebracht. Ein ausgeglichenes Stirnchakra ermöglicht es dir, deine innere Stimme klar wahrzunehmen und intuitiv zu handeln. Du hast eine klare Vision und kannst Zusammenhänge gut erkennen. Wenn dieses Chakra blockiert ist, neigen Menschen dazu, sich verloren oder verwirrt zu fühlen und haben Schwierigkeiten, sich auf ihre Intuition zu verlassen.

Das Stirnchakra wird besonders zwischen dem 36. und 42. Lebensjahr geprägt, einer Zeit, in der wir oft beginnen, tiefer gehende Einsichten über das Leben zu gewinnen und uns mehr auf unser inneres Wissen zu verlassen.

Das Kronenchakra (Sahasrara-Chakra)

Das Kronenchakra ist das siebte und letzte Hauptchakra. Sahasrara bedeutet »tausendblättrig« und symbolisiert die vollständige Öffnung unseres Bewusstseins. Dieses Chakra befindet sich am Scheitel des Kopfes und wird mit dem höchsten Bewusstsein, Spiritualität und der Verbindung zum Universum in Verbindung gebracht.

Die Hauptthemen des Kronenchakras sind spirituelle Erleuchtung, Verbundenheit und das Verständnis des größeren Ganzen.

Man sagt, dass erst wenn alle anderen Chakras aktiviert sind und die Energie dort ungestört fließt, das Kronenchakra aktiviert werden kann. Dann treten Gefühle von großer Gelassenheit, tiefem Frieden und das Verbundensein mit dem Universum auf. Ein blockiertes Kronenchakra kann zu Gefühlen der Trennung, Sinnlosigkeit oder sogar geistiger Verwirrung führen.

Die Prägung des Kronenchakras findet ab dem 43. Lebensjahr statt und entwickelt sich ein Leben lang weiter, da es die tiefere spirituelle Verbindung repräsentiert, die wir im Laufe unseres Lebens entwickeln.

Chakras und Hüftgesundheit

Wenn wir uns die Zeichnungen der Chakras und ihre Lage noch einmal anschauen, wird deutlich, dass besonders die ersten beiden Chakras – das Wurzelchakra und das Sakralchakra – mit ihrer Energie unsere Hüfte versorgen und beeinflussen. In diesem Kapitel nehmen wir uns bewusst dafür Zeit, die Themen unserer unteren Chakras noch einmal genau anzuschauen und darüber zu reflektieren.

Dafür mache ich dir einen Vorschlag für eine Reflexionsübung und gebe dir Reflexionsfragen mit. Meine Empfehlung ist, dass du nicht alle Übungen auf einmal machst, sondern dir pro Übung und Chakra ein bisschen Zeit nimmst. Ich habe die Themen der unteren beiden Chakras noch etwas ergänzt, damit du noch tiefer in die Welt der Chakras eintauchen kannst.

Die Themen des Wurzelchakras

- Sicherheit
- Existenz
- Urvertrauen
- Geborgenheit
- Lebenskraft
- Standfestigkeit
- Wurzeln, Fundament
- Materielle Stabilität
- Verbindung zur Erde
- Überlebenstrieb
- Entwicklungsphase: 1. bis 7. Lebensjahr

Reflexionsübung zum Wurzelchakra

Nimm dir etwas zum Schreiben. Ich arbeite bei Reflexionsübungen immer gern mit einem schönen Notizbuch, um dem Ganzen mehr Wert und Achtsamkeit zu schenken. Selbstverständlich kannst du diese Übung auch mit einem einfachen Blatt Papier machen.

Finde einen ruhigen Ort, an dem du dich entspannt hinsetzen kannst. Nimm dir 10–15 Minuten Zeit, um in dich hineinzuhorchen, und schließe dabei deine Augen.

Lenke deine Aufmerksamkeit auf dein Wurzelchakra oder alternativ auf deinen Hüft- und Beckenbereich. Nimm wahr, was in dir passiert. Wie fühlt sich dein Körper an? Welche Gedanken oder Gefühle kommen hoch?

Wenn du nach 10–15 Minuten bereit bist, öffnest du deine Augen und beginnst alles aufzuschreiben, was du gerade gefühlt, gedacht oder wahrgenommen hast.

Im Anschluss reflektierst du über nachfolgende Fragen und schreibst dir deine Antworten dazu ebenfalls auf. Nimm dir dafür genügend Zeit und notiere alles, was dir einfällt oder dich dazu bewegt.

Reflexionsfragen zum Wurzelchakra

1. In welchen Bereichen deines Lebens fühlst du dich momentan am sichersten?
2. Gibt es Situationen, in denen du das Gefühl hast, den Boden unter den Füßen zu verlieren?
3. Welche Rolle spielt materielle Sicherheit in deinem Leben?
4. Fühlst du dich in deiner aktuellen Lebenssituation verwurzelt oder eher verloren?
5. Wie oft nimmst du dir bewusst Zeit, um dich zu erden und zu entspannen?
6. Was bedeutet Urvertrauen für dich und wie spiegelt sich das in deinem Alltag wider?
7. Gibt es ungelöste Ängste oder Unsicherheiten, die dich belasten?
8. In welchen Momenten fühlst du dich besonders kraftvoll und lebendig?
9. Was könntest du tun, um mehr Sicherheit und Stabilität in deinem Leben zu schaffen?
10. Wie war deine Kindheit zwischen dem 1. und dem 7. Lebensjahr? Was hast du erlebt? Was hat dich geprägt?

Wenn du dir am Ende dieser Übung deine wichtigsten Erkenntnisse aufschreiben oder zusammenfassen möchtest, mache das bitte gern.

Die Themen des Sakralchakras

- Lebensfreude
- Ausgeglichenheit
- Vitalität
- Kreativität
- Beziehungen
- Sexualität
- Fortpflanzung
- Entwicklungsphase: 8. bis 14. Lebensjahr

Reflexionsübung zum Sakralchakra

Finde einen ruhigen Ort, an dem du dich entspannt hinsetzen kannst. Nimm dir 10–15 Minuten Zeit, um in dich hineinzuhorchen, und schließe dabei deine Augen.

Lenke deine Aufmerksamkeit auf dein Sakralchakra, den Bereich unterhalb deines Bauchnabels oder alternativ auf deinen Hüft- und Beckenbereich. Nimm wahr, was in dir passiert. Wie fühlt sich dein Körper an? Welche Gedanken oder Gefühle kommen hoch?

Wenn du nach 10–15 Minuten bereit bist, öffnest du deine Augen und beginnst alles aufzuschreiben, was du gerade gefühlt, gedacht oder wahrgenommen hast.

Im Anschluss reflektierst du über nachfolgende Fragen und schreibst dir deine Antworten dazu ebenfalls auf. Nimm dir dafür genügend Zeit und notiere alles, was dir einfällt oder dich dazu bewegt.

Reflexionsfragen zum Sakralchakra

1. Was gibt dir im Alltag die meiste Freude und Erfüllung?
2. Fühlst du dich emotional ausgeglichen oder gibt es Bereiche, in denen du aus dem Gleichgewicht geraten bist?
3. Welche Rolle spielen Beziehungen in deinem Leben, und wie beeinflussen sie dein emotionales Wohlbefinden?
4. In welchen Momenten fühlst du dich mit deiner Vitalität und Lebensenergie am stärksten verbunden?
5. Wie stehst du zu deiner eigenen Sexualität und deinem Körperbewusstsein?
6. Gibt es alte emotionale Wunden oder Blockaden, die dich in deinen Beziehungen oder in deiner Kreativität einschränken?
7. Welche kreativen oder emotionalen Projekte könntest du beginnen, um dich erfüllter zu fühlen?

8. Wie kannst du mehr Leichtigkeit und Lebensfreude in deinen Alltag integrieren?
9. Was tust du, um eine gesunde Balance zwischen deinen Bedürfnissen und den Anforderungen von außen zu finden?
10. Wie war deine Kindheit zwischen dem 8. und dem 14. Lebensjahr? Was hast du erlebt? Was hat dich geprägt?

Wenn du dir am Ende dieser Übung deine wichtigsten Erkenntnisse aufschreiben oder zusammenfassen möchtest, mache das bitte gern.

Der Psoas im Chakrasystem

Lass uns nun noch einen Schritt weitergehen beziehungsweise zurück zum Psoas. Im Kapitel »Der Psoas: Dein innerer Superheld« (→ Seite 35 ff.) haben wir uns angesehen, wie der Psoas verläuft. Erinnern wir uns: Der große Anteil des Psoas, der *Psoas major*, hat seinen Ursprung am zwölften Brustwirbel sowie an den fünf Lendenwirbeln inklusive der dazwischenliegenden Bandscheiben. Er zieht durch das Becken am *Iliacus* vorbei bis hinunter zum oberen Teil des Oberschenkelknochens. Er verbindet den Oberkörper mit dem Unterkörper.

Auch wenn das dritte Chakra (Manipura-Chakra) nicht in der Hüfte liegt, können wir annehmen, dass es eine Verbindung zum Psoas gibt. Aufgrund des Ursprungs des *Psoas major* gehe ich davon aus, dass es eine direkte Verbindung zum dritten Chakra gibt. Möglicherweise wird diese Verbindung auch durch unsere Atmung aktiviert, indem das Zwerchfell sich bei der Einatmung nach unten bewegt und so das Chakra und den Psoas miteinander in Verbindung bringt. Schauen wir uns auch hier noch einmal die zentralen Themen des dritten Chakras an.

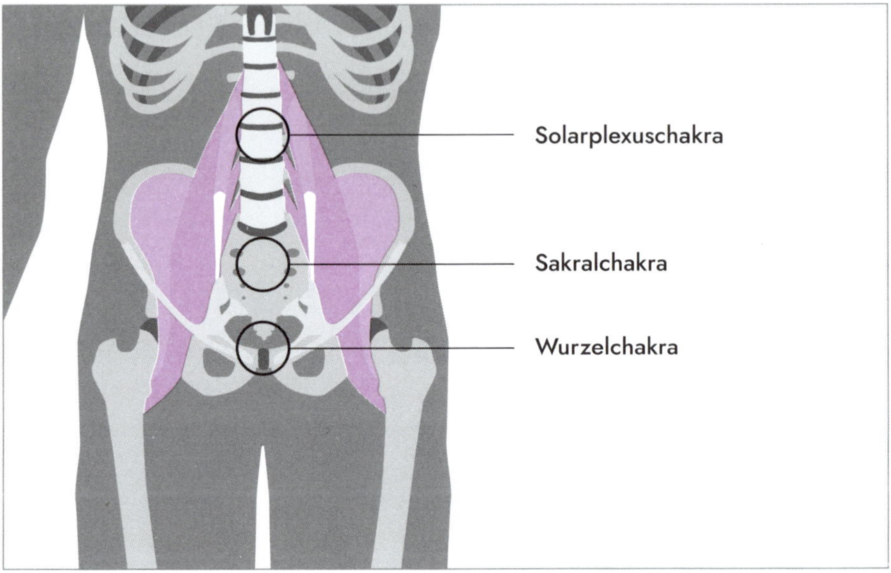

Der Psoas im Chakrasystem

Die Themen des Solarplexuschakras

- Selbstvertrauen
- Durchsetzungsvermögen
- Macht, Stärke und Kontrolle
- Entscheidungsfähigkeit
- Zielsetzung
- Selbstbewusstsein
- Willenskraft
- Persönlichkeit
- Ich-Gefühl
- Sensibilität
- Emotionalität
- Verdauung
- Entwicklungsphase: 15. bis 21. Lebensjahr

Reflexionsübung zum Solarplexuschakra

Finde einen ruhigen Ort, an dem du dich entspannt hinsetzen kannst. Nimm dir 10–15 Minuten Zeit, um in dich hineinzuhorchen, und schließe dabei deine Augen.

Lenke deine Aufmerksamkeit auf dein Solarplexuschakra, den Bereich oberhalb deines Bauchnabels. Nimm wahr, was in dir passiert. Wie fühlt sich dein Körper an? Welche Gedanken oder Gefühle kommen hoch?

Wenn du nach 10–15 Minuten bereit bist, öffnest du deine Augen und beginnst alles aufzuschreiben, was du gerade gefühlt, gedacht oder wahrgenommen hast.

Im Anschluss reflektierst du über nachfolgende Fragen und schreibst dir deine Antworten dazu ebenfalls auf. Nimm dir dafür genügend Zeit und notiere alles, was dir einfällt oder dich dazu bewegt.

Reflexionsfragen zum Solarplexuschakra

1. In welchen Bereichen deines Lebens fühlst du dich am selbstbewusstesten?
2. Wie gut kannst du deine eigenen Bedürfnisse durchsetzen, wenn es nötig ist?
3. Gibt es Momente, in denen du das Gefühl hast, die Kontrolle über eine Situation zu verlieren?
4. Welche Entscheidungen hast du in letzter Zeit getroffen, die deine innere Stärke gestärkt haben?
5. Welche Ziele sind dir momentan besonders wichtig, und wie planst du, sie zu erreichen?
6. Wie zeigt sich deine Willenskraft im Alltag, und in welchen Bereichen möchtest du sie stärken?
7. In welchen Momenten spürst du ein starkes Ich-Gefühl und das Bewusstsein für deine eigene Persönlichkeit?

8. Welche Rolle spielt Sensibilität in deinem Leben, und wie gehst du damit um?
9. Gibt es emotionale Herausforderungen, die dein Selbstvertrauen beeinflussen?
10. Wie steht es um deine körperliche und emotionale Verdauung von Erlebnissen und Gefühlen?
11. Wie war deine Jugend zwischen dem 15. und dem 21. Lebensjahr? Was hast du erlebt? Was hat dich geprägt?

Wenn du dir am Ende dieser Übung deine wichtigsten Erkenntnisse aufschreiben oder zusammenfassen möchtest, mache das bitte gern.

Die Theorie der Komplementärchakras

Die Chakras im Körper arbeiten nie isoliert, sondern in Wechselwirkung und Ergänzung zueinander. Fließen Energien in einem Chakra, beeinflusst das die Qualität eines anderen Chakras und umgekehrt.

Die Theorie der Komplementärchakras besagt zudem, dass die sich gegenüberliegenden Chakras in besonderer Weise miteinander verbunden sind und sich gegenseitig ausgleichen und unterstützen. Ähnlich wie das Prinzip von Yin und Yang in der traditionellen chinesischen Medizin steht jedes Chakra in einer dynamischen Beziehung zu einem anderen Chakra.

Die komplementären Chakras oder auch Chakrapaare ergänzen sich gegenseitig und sorgen im Teamwork für eine ganzheitliche Balance im Energiesystem. Wenn eines der Chakras blockiert oder unausgeglichen ist, kann das komplementäre Chakra helfen, diese Disbalance auszugleichen und den Energiefluss wiederherzustellen.

Die Komplementärchakras

Wurzelchakra (Muladhara) und Kronenchakra (Sahasrara)
Sich ausgleichende Energien: Sicherheit, Urvertrauen, Stabilität – Spiritualität, Verbundenheit, das große Ganze.

Sakralchakra (Svadisthana) und Stirnchakra (Ajna)
Sich ausgleichende Energien: Lebensfreude, Kreativität, gesunde Beziehungen – Intuition, Einsicht und Weisheit.

Solarplexuschakra (Manipura) und Kehlchakra (Vishuddha)
Sich ausgleichende Energien: Selbstvertrauen, Durchsetzungsvermögen und der Umgang mit Macht – Kommunikation, Ausdruck und Wahrheit.

Das **Herzchakra (Anahata)** steht im Zentrum unseres Energiesystems und hat kein Komplementärchakra. Es braucht einfach keinen Gegenpol.

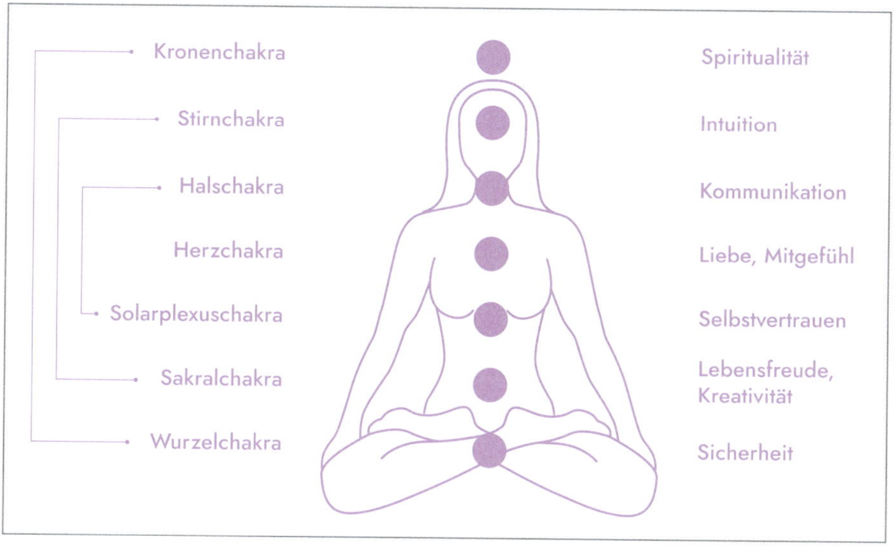

Die Komplementärchakras

Jedes Chakra hat seine eigene Aufgabe und seinen eigenen Einfluss auf unser Leben. In Kombination und Zusammenarbeit mit dem Komplementärchakra entfaltet jedes Chakra sein volles Potenzial. Wenn wir durch Yoga, Bewegung, Meditation und Achtsamkeit diese Paare ausgleichen, können wir unsere physische und emotionale Gesundheit verbessern. Selbstverständlich wirkt sich dies auch auf unsere Hüften aus. Denn wenn alle Energien der unteren drei Chakras in Kombination mit ihren Komplementärchakras harmonisch fließen, trägt das zu einer besseren Hüftgesundheit bei und unterstützt ein freieres, entspanntes Körpergefühl.

Der yogische Blick auf die Hüfte und insbesondere auf die Chakras zeigt, dass unsere körperliche Stabilität und Flexibilität, unser inneres Gleichgewicht, unsere Lebensfreude und unser Selbstbewusstsein auch durch diese Energien beeinflusst werden. Die Chakras stehen in direkter Verbindung mit der Hüfte. Besonders die intensive Auseinandersetzung mit den Themen der unteren drei Chakras – dem Wurzelchakra, dem Sakralchakra und dem Solarplexuschakra – verdeutlicht, dass nicht nur Muskeln, Faszien, Stress und innere Anspannung unsere Hüftgesundheit beeinflussen, sondern auch unsere Erziehung, unsere Programmierung und unsere tiefen Überzeugungen.

Und doch hängt alles miteinander zusammen und alles bedingt sich gegenseitig. So ist gerade Bewegung ein einfaches Tool für die Muskulatur, Beweglichkeit und Bindegewebe, für den Umgang mit Stress sowie die Unterstützung der Chakraenergie.

HIP*Facts*

1. Chakras sind Energiezentren, die den Körper und die Emotionen beeinflussen – auch unsere Hüften.
2. Es gibt sieben Hauptchakras.
3. Zwei der sieben Hauptchakras und ihre entsprechenden Energien haben einen direkten Einfluss auf unsere Hüften: das Wurzelchakra und das Sakralchakra.
4. Das Wurzelchakra befindet sich im Bereich des Beckenbodens und steht für Sicherheit, Urvertrauen und Geborgenheit.
5. Das Sakralchakra liegt im Bereich des Kreuzbeins und symbolisiert Lebensfreude, Kreativität und emotionale Ausgeglichenheit.
6. Durch den Psoas gibt es eine Verbindung zwischen dem dritten Chakra, dem Solarplexuschakra, und unserer Hüftgesundheit. Der Psoas wird somit energetisch von den unteren drei Chakras beeinflusst und beeinflusst sie im Gegenzug.
7. Blockaden in den unteren Chakras können sich auf die Hüftgesundheit auswirken und zu Verspannungen oder emotionalem Unwohlsein führen.
8. Bewegung, Yoga und Achtsamkeit sind essenziell, um die Energie der Chakras zu harmonisieren und das Wohlbefinden im Hüftbereich zu steigern.
9. Die Theorie der Komplementärchakras zeigt, dass bis auf das Herzchakra jedes Chakra mit einem anderen zusammenarbeitet, um Balance und Harmonie im Energiesystem zu schaffen.
10. Ein harmonischer Energiefluss in den unteren drei Chakras trägt zu einer besseren Hüftgesundheit bei und stärkt das körperliche sowie emotionale Wohlbefinden.

PUT YOUR BODY

on motion and your psyche will heal itself.[26]

GABRIELLE ROTH
AMERIKANISCHE TÄNZERIN
UND MUSIKERIN

Let's get physical

Zeit, dass wir uns bewegen, oder was denkst du? In diesem Kapitel geht es nicht nur darum, die Hüfte zu trainieren, sondern eine innigere Verbindung zu ihr aufzubauen, das eigene Körpergefühl zu vertiefen und sich selbst etwas Gutes zu tun. Bewegung kann helfen, den Körper zu stärken und beweglicher zu machen, Emotionen zu lösen, Spannungen abzubauen und die Energie im Körper wieder frei fließen zu lassen.

Die Übungen, die ich für dich ausgesucht habe, sollen die Hüfte ganzheitlich unterstützen – von Dehnung und Mobilität über Kräftigung bis hin zur Entspannung und Öffnung. Ich habe mich auf die Übungen konzentriert, die man ohne viel Aufwand und zusätzliches Equipment zu Hause durchführen kann. Für den Abschnitt »Roll it out« benötigst du eine Faszienrolle und einen Faszien- oder Tennisball.

Mir ist es wichtig, dass du bei der Ausführung der Übungen achtsam bleibst und gerade bei Dehnungen zwischen Dehnung und Schmerz unterscheidest. Schmerzen sind immer ein Warnsignal des Körpers und bedeuten, dass die Übung angepasst oder verändert werden muss.

Noch einmal der Hinweis: Die Übungen in diesem Kapitel sind für gesunde Menschen gedacht und ersetzen keine medizinische Behandlung oder Therapie. Wer gesundheitliche Einschränkungen hat oder unsicher ist, sollte sich vorab von einem Arzt oder Therapeuten beraten lassen.

Die Struktur der Übungen

Um dir die Orientierung zu erleichtern, findest du bei jeder Übung oben ihren Namen und direkt darunter eine Abbildung. Im Anschluss folgt eine Schritt-für-Schritt-Anleitung, ergänzt durch mögliche Variationen sowie wichtige Hinweise und Tipps. Die Variationen unterscheiden sich dabei nicht immer in »leichter« oder »schwerer«. Diese Kategorisierung finde ich persönlich schwierig, denn wer bestimmt schon, was leichter oder schwerer ist? Was für den einen fordernder ist, kann für den anderen genau richtig sein – und umgekehrt. Vielmehr geht es darum, herauszufinden, was besser oder schlechter für dich und deinen Körper ist. Wichtig ist, dass sich die Übungen für dich immer gut anfühlen. Sie dürfen dich an der einen oder anderen Stelle fordern, aber dabei solltest du immer auf dein Körpergefühl vertrauen. Dein Körper spricht immer die Wahrheit – hör auf ihn und spüre in dich hinein, was dir guttut.

Neben den Einzelübungen findest du am Ende auch einen Yoga-Flow (→ Seite 140), den du mithilfe eines QR-Codes direkt mit mir gemeinsam üben kannst. Außerdem stelle ich kurze Massagetechniken vor, die du leicht selbst anwenden kannst, sowie sogenannte »Hüft-Quickies« (→ Seite 146 ff.) – kleine Bewegungseinheiten, die sich perfekt in den Alltag integrieren lassen.

Für eine gute Übersicht habe ich jede Übung einer Hauptkategorie (Dehnung, Mobilisation, Kräftigung, Klassische Yogahaltungen, Roll it out, Hüft-Quickies) zugeordnet. Manche Übungen könnten aber durchaus in mehrere Kategorien passen, da sie vielseitig wirken. In solchen Fällen habe ich mich bewusst für eine Hauptkategorie entschieden, die ich als vorrangig empfinde.

Am Schluss gibt es noch zwei Übungsprogramme (→ Seite 154 ff.), die Übungen aus jeder Kategorie enthalten und somit allen Bedürfnissen der Hüfte gerecht werden.

Dann würde ich sagen:
Ab auf die Matte!
Lass uns loslegen und uns bewegen!

Die Hüfte öffnen und dehnen

Sprinter-Position

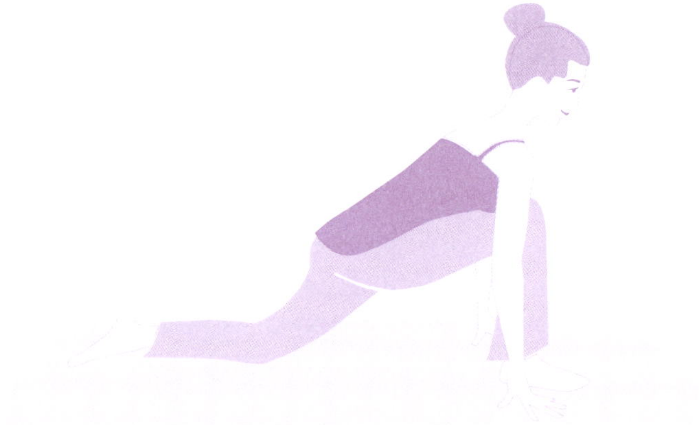

Schritt-für-Schritt-Anleitung

Startposition: Beginne im Vierfüßlerstand. Setze den rechten Fuß nach vorn, sodass das Knie über dem Knöchel steht und dein rechter Fuß stabil auf dem Boden ist. Optional kannst du auch aus dem Stand starten und über einen großen Ausfallschritt dein linkes Knie zum Boden bringen. Stütze dich dabei auf dem rechten Oberschenkel ab.
Hinteres Bein positionieren: Schiebe das linke Bein so weit nach hinten, bis du eine sanfte Dehnung im vorderen Bereich deiner linken Hüfte spürst. Sollte dir das im Knie unangenehm sein, lege dir ein Handtuch darunter.
Oberkörper ausrichten: Stütze dich auf deine Hände oder Fingerspitzen, die neben dem vorderen Fuß platziert sind. Richte deinen Oberkörper aus, indem du deine Brust nach vorn hebst, die Wirbelsäule streckst, deine Schultern nach hinten unten und von den Ohren wegziehst und die Rippenbögen sanft nach unten führst. Dein Blick ist

dabei nach vorn oder leicht schräg nach unten gerichtet, in einer natürlichen Verlängerung der Wirbelsäule, um den Nacken zu entspannen.
Position halten: Halte die Position 1 bis 2 Minuten.

Variationen

- **Hinteres Knie lösen:** Hebe dein hinteres Knie ab und bringe das hintere Bein in Richtung Streckung. Das fördert gleichzeitig Kraft und Stabilität.
- **Unterstützung mit Yogablöcken:** Falls es für dich angenehmer ist, kannst du deine Hände auch auf einem Yogablock ablegen.

Tipps & Hinweise

- Lasse den Atem gleichmäßig weiterfließen.
- Du kannst mit jeder Ausatmung etwas tiefer in die Position sinken und dir vorstellen, dass dein Hüftbeuger immer weicher wird.

GOOD to know

Ich verwende in meinen Kursen oft die Beschreibung »bringe dein Bein/deinen Arm/die Wirbelsäule ›in Richtung‹ Streckung«. Nicht jedes Gelenk lässt sich ganz strecken, was an unterschiedlichen anatomischen Gegebenheiten liegen kann. Deshalb vermeide ich es zum Beispiel zu sagen »strecke dein Bein«. Lässt der Körper das nicht zu, kann es für die Teilnehmer frustrierend sein.

90/90-Position

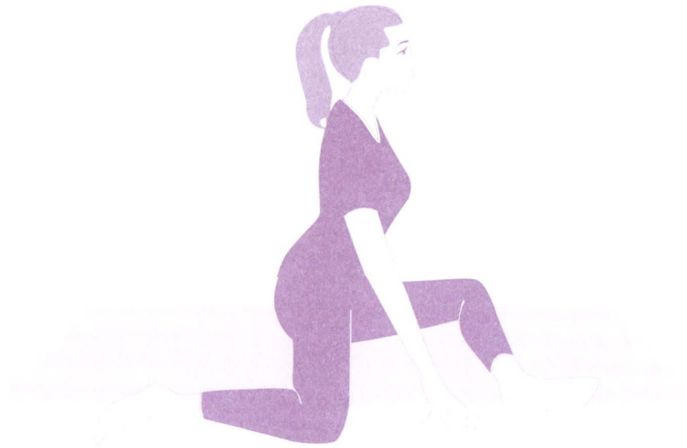

Schritt-für-Schritt-Anleitung

Startposition: Setze dich auf den Boden und bringe deine Beine in eine 90-Grad-Position: Dein linkes Bein ist vor dir angewinkelt, sodass das Knie im rechten Winkel gebeugt ist. Das rechte Bein liegt seitlich, ebenfalls in einem 90-Grad-Winkel gebeugt. Die Füße liegen entspannt am Boden. Deine Hände oder Fingerspitzen stützen dich ab.

Beine und Hüften ausrichten: Achte darauf, dass dein vorderes Schienbein parallel zum vorderen Mattenrand liegt und dein hinteres Schienbein parallel zum seitlichen Mattenrand.

Oberkörper aufrichten: Richte deine Wirbelsäule auf, ziehe die Schultern sanft nach hinten und unten, und halte den Brustkorb leicht geöffnet. Dein Blick kann entspannt geradeaus oder leicht schräg nach unten gerichtet sein.

Tiefe finden: Atme ruhig ein und aus, und lasse mit jeder Ausatmung etwas mehr Spannung los. Spüre, wie deine Hüfte sich mehr in die Position hineinentspannt.
Position halten: Halte die Position für 1 bis 2 Minuten und wechsle dann behutsam die Seite.

Variationen

- **Dehnung verstärken:** Lehne dich sanft mit dem Oberkörper über das vordere Bein, um die Dehnung in der linken Hüfte zu verstärken. Achte darauf, dass dein Rücken lang bleibt. Du kannst dabei auch mit den Händen über das vordere Bein krabbeln.
- **Dehnung verringern:** Sollte die Dehnung zu intensiv sein, verkleinere den Winkel der Beine etwas, um dich achtsam an die Dehnung heranzutasten.
- **Schwan-Variation:** Diese Position ist auch eine Variation für den Schwan, den ich dir ebenfalls in diesem Teil des Buches vorstelle. Du findest ihn im Bereich der klassischen Yogahaltungen (→ Seite 134 f.).

Tipps & Hinweise

Atme bewusst und sanft ein und aus und entspanne mit jeder Ausatmung etwas mehr. Falls du starke Spannung in den Knien spürst, arbeite nur so weit in die Position, wie es angenehm ist, oder verkleinere den Winkel.

Spread the Needle im Liegen

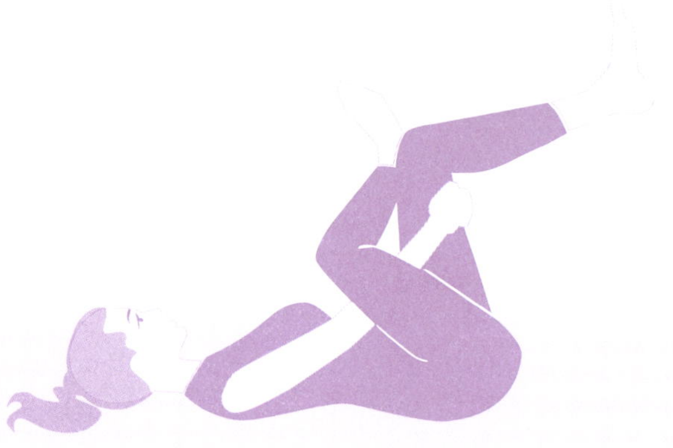

Schritt-für-Schritt-Anleitung

Startposition: Lege dich auf den Rücken und stelle beide Beine locker auf. Die Arme liegen neben dem Körper und die Schultern entspannt am Boden.

Beine positionieren: Stelle beide Füße auf den Boden und lege das rechte Fußgelenk leicht unterhalb des linken Knies. Das rechte Knie zeigt zur Seite, ohne dass Spannung im Knie entsteht.

Dehnung einleiten:

Level 1: Schiebe dein rechtes Knie sanft von dir weg, bis du eine Dehnung in der Hüfte spürst.

Level 2 (hier im Bild): Greife mit den Händen hinter deinem linken Oberschenkel und ziehe die Beine zu dir heran. Dein rechtes Knie schiebt dabei sanft weg vom Körper.

Level 3: Strecke dein linkes Bein nach oben aus und greife mit beiden Händen hinter der linken Wade.

Position halten: Atme ruhig und gleichmäßig ein und aus, während du die Dehnung in der rechten Hüfte und im Gesäß spürst. Halte die Position für 1 bis 2 Minuten und wechsle dann die Seite.

Variationen

- **Dehnung verstärken:** Falls du dir eine intensivere Dehnung wünschst, kannst du die Beine näher zu dir heranziehen.
- **Unterstützung mit Yogablöcken:** Falls dir dein Körper nicht erlaubt, hinter deinen Oberschenkel zu greifen, lege dir einen Yogablock unter deinen linken Fuß, um die Position zu erleichtern und eine Variation für das Level 1 zu haben.

Tipps & Hinweise

- Achte darauf, dass dein Atem regelmäßig und entspannt bleibt. Spüre, wie sich die Spannung in der Hüfte mit jeder Ausatmung mehr löst.
- Wenn das Kniegelenk schmerzt, gehe zurück zu Level 1 und/oder platziere einen Block unter dem Standfuß.

Schmetterlingssitz

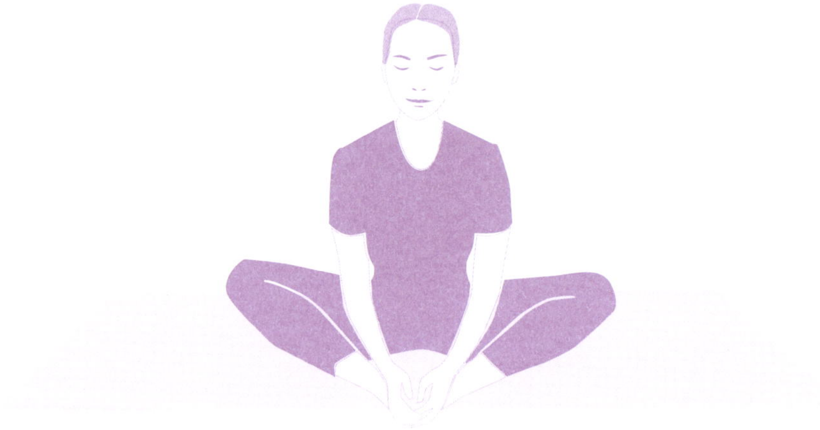

Schritt-für-Schritt-Anleitung

Startposition: Setze dich auf den Boden, stelle deine Füße auf und lasse deine Knie nach außen fallen, sodass deine Fußsohlen sich berühren. Ziehe die Fersen so nah wie möglich in Richtung Hüfte. Deine Hände oder Fingerspitzen stützen dich seitlich oder hinter dir.
Rücken aufrichten: Richte deinen Oberkörper sanft auf, indem du die Wirbelsäule langmachst und die Schultern entspannt nach hinten und unten ziehst. Der Brustkorb bleibt leicht geöffnet, und dein Blick kann geradeaus oder schräg nach unten gerichtet sein, um den Nacken zu entspannen.
Dehnung vertiefen: Greife mit den Händen entweder um die Füße oder an die Knöchel. Komme mit geradem Oberkörper leicht nach vorn, bis du eine für dich gute Dehnung spürst.

Position halten: Atme gleichmäßig und achtsam und lasse mit jeder Ausatmung die Schwerkraft deine Beine etwas tiefer sinken und weicher werden. Halte die Position für 1 bis 2 Minuten, oder solange es sich angenehm anfühlt.

Variationen

- **Dehnung verstärken:** Falls du die Dehnung intensivieren möchtest, lasse den Oberkörper sanft nach vorn sinken. Behalte die Länge im Rücken und lasse die Dehnung vor allem in den Hüften und inneren Oberschenkeln wirken.
- **Unterstützung mit Yogablöcken:** Lege bei Bedarf Yogablöcke unter deine Knie, um eine sanftere Dehnung zu ermöglichen und die Position stabiler zu gestalten.
- **Erhöhung**: Du kannst dich auch auf ein Kissen setzen, um leicht erhöht zu sitzen. Dadurch kippt sich die Hüfte sanft nach vorn, was als angenehmer empfunden werden kann.

Tipps & Hinweise

- Beobachte deinen Atem und lasse ihn ruhig fließen. Spüre, wie sich die Spannung in deinen Hüften mit jeder Ausatmung löst.
- Falls du Unbehagen in den Knien empfindest, bring die Füße weiter von der Hüfte weg.

Die Hüfte mobilisieren

Side to Side

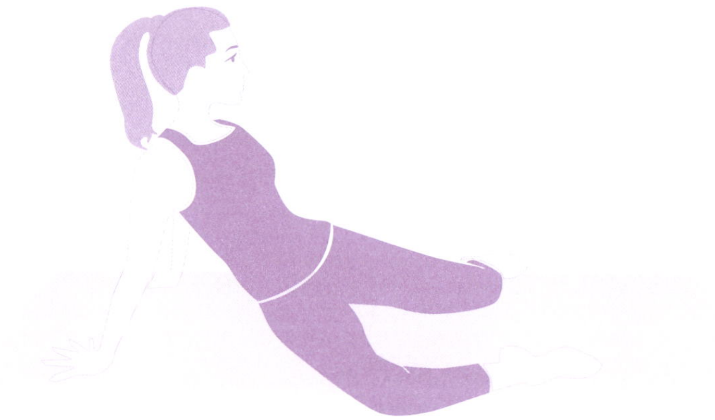

Schritt-für-Schritt-Anleitung

Startposition: Setze dich bequem auf den Boden und stelle deine Füße etwas weiter als hüftschmal auseinander auf. Lege die Hände hinter dir ab und stütze dich auf den Handflächen oder den Fingerspitzen, um deinen Oberkörper stabil zu halten.
Beine zur Seite bewegen: Lasse beide Knie sanft zur rechten Seite fallen, sodass sie in Richtung Boden sinken. Dein linkes Knie nähert sich dabei dem rechten Fuß, während du die Hüften sanft rotierst.
Seitenwechsel: Bringe beide Knie wieder zur Mitte zurück und lasse sie dann sanft zur linken Seite sinken. Dein rechtes Knie nähert sich dabei dem linken Fuß. Der Oberkörper bewegt sich dadurch leicht und intuitiv in die entgegengesetzte Richtung. Das gibt dir Stabilität während der Übung.

Dynamisch wiederholen: Führe die Bewegung langsam und kontrolliert im Wechsel zur rechten und linken Seite durch. Wiederhole dies gern für 1 bis 2 Minuten oder solange es sich gut anfühlt.

Variationen

- **Knie tiefer schieben:** Wenn du die Mobilität der Hüfte weiter fördern möchtest, führst du die Knie bei der seitlichen Bewegung der Beine noch tiefer in Richtung Boden und schiebst die Hüfte zusätzlich nach vorn.
- **Hände vom Boden lösen:** Versuche, die Hände vom Boden zu lösen und zum Beispiel vor deiner Brust zu verschränken, während du die Übung ausführst. Das trainiert zusätzlich die Stabilität und Kraft, da der Körper noch aktiver mitarbeiten muss.
- **Rückenlage:** Diese Übung kannst du optional auch in der Rückenlage durchführen. Die Beinbewegung bleibt die gleiche, aber dein Körper liegt sanft und entspannt am Boden.

Tipps & Hinweise

Achte darauf, dass die Bewegung sanft und ohne Druck ausgeführt wird. Dein Atem bleibt ruhig und gleichmäßig, sodass du die Hüften ganz achtsam mobilisieren kannst.

Kreisen im Vierfüßlerstand

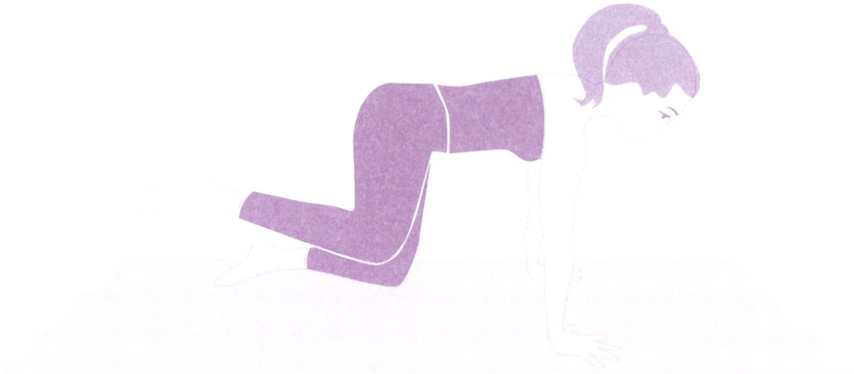

Schritt-für-Schritt-Anleitung

Startposition: Komme in den Vierfüßlerstand, platziere die Hände direkt unter den Schultern und die Knie unter den Hüften. Halte deinen Rücken lang und neutral, während dein Blick sanft zum Boden gerichtet ist, um den Nacken zu entspannen.

Knie zur Seite heben: Hebe das rechte Knie langsam zur Seite an, und führe es in einer seitlichen Bewegung nach außen. Achte darauf, dass der Oberkörper stabil bleibt und sich nicht zur Seite dreht.

Kreisbewegung einleiten: Führe das rechte Knie dann in einer kreisenden Bewegung nach oben und hinten und wieder zurück in Richtung Boden, sodass eine große, kontrollierte Kreisbewegung entsteht.

Kreisbewegung wiederholen: Wiederhole diese Kreisbewegung 5- bis 10-mal in eine Richtung, bevor du die Richtung wechselst und weitere 5 bis 10 kreisende Bewegungen in die andere Richtung ausführst. Wechsle anschließend das Bein und führe die Übung mit dem linken Bein aus.

Variationen

- **Kleinere Bewegung:** Falls die Bewegung anfangs zu intensiv ist, beginne mit kleineren Kreisen und mache die Kreisbewegung nach und nach etwas größer.
- **Weniger Wiederholungen:** Auch weniger Wiederholungen sind zu Beginn absolut okay.
- **Isolierte Mobilisation:** Wenn du die Hüfte isolierter mobilisieren möchtest, kannst du deine Ellbogen zum Boden oder auf einen Yogablock bringen. Das schafft mehr Stabilität und du kannst fokussierter im Bereich der Hüfte arbeiten.

Tipps & Hinweise

- Achte darauf, dass dein Atem ruhig bleibt und du die Bewegung langsam und kontrolliert ausführst.
- Konzentriere dich darauf, die Hüfte gleichmäßig zu bewegen, ohne Schwung zu holen, um die Muskulatur optimal zu aktivieren.
- Halte außerdem die Spannung in deinem Rumpf, sodass du im unteren Rücken nicht zu stark nachgibst oder vielleicht sogar ins Hohlkreuz fällst.

Babyschaukel

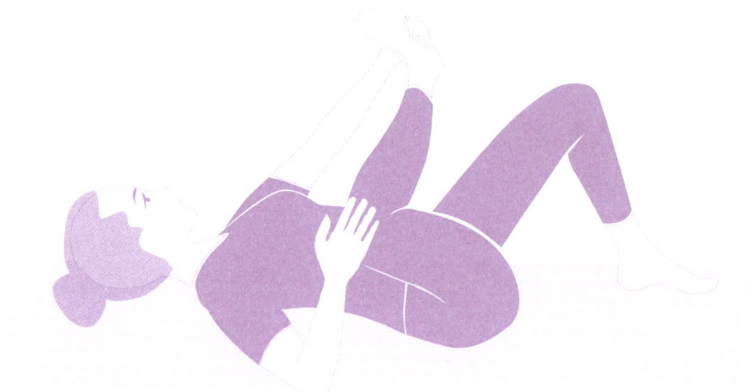

Schritt-für-Schritt-Anleitung

Startposition: Lege dich bequem auf den Rücken und stelle beide Füße auf.
Bein anziehen: Ziehe dein rechtes Bein zu dir heran. Greife mit der rechten Hand dein rechtes Knie und mit der linken Hand deinen rechten Fuß. Schiebe das rechte Knie sanft weg vom Körper, bis du eine angenehme Öffnung in der Hüfte spürst.
Schaukelbewegung einleiten: Beginne, dein rechtes Bein sanft nach rechts und links zu schaukeln. Die Bewegung sollte kontrolliert sein, sodass du erst einmal eine leichte Mobilisation in der rechten Hüfte spürst. Der untere Rücken und die Schultern bleiben entspannt auf dem Boden liegen.
Schaukelbewegung anpassen: Wenn es sich gut anfühlt und dein Körper es erlaubt, vergrößere die Schaukelbewegung und führe dein Bein weiter nach rechts, um die Hüfte mehr zu öffnen und zu mobilisieren.

Variationen

- **Intensiviere Hüftöffnung:** Für eine intensivere Öffnung der Hüfte kannst du dein rechtes Knie in die rechte Ellbeuge legen und den rechten Fuß in die linke Ellbeuge. Die Hände kannst du verschränken und dein rechtes Bein jetzt hin und her wiegen, wie ein Baby.
- **Kreisende Bewegung:** Statt einer Schaukelbewegung kannst du auch kleine Kreise mit dem Knie zeichnen, um die Hüfte rundum zu mobilisieren.
- **Bein ablegen:** Dein linkes Bein kannst du optional lang am Boden ablegen, anstatt den Fuß aufzustellen.

Tipps & Hinweise

Arbeite achtsam und langsam. Es geht nicht darum, wie weit du dein Bein in der Schaukelbewegung zur Seite führst. Atme bewusst und entspannt weiter. Zwinge dich zu keiner Zeit in eine der Variationen. Bleibe bei der Variation, bei der du jeweils eine Hand am Knie und am Fuß hältst, bis dein Körper dir von allein erlaubt, eine der Variationen auszuführen. Und wenn er das nicht tut, ist das genau richtig so!

Mobilisation in der Rückenlage

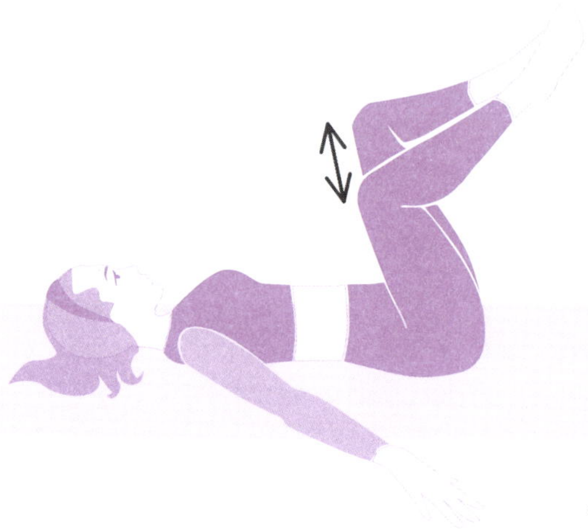

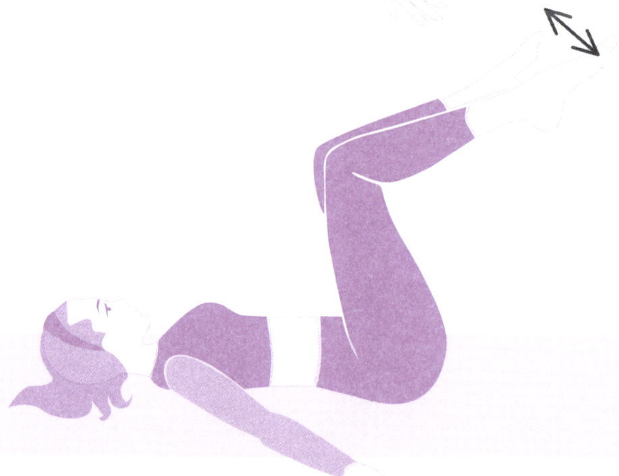

Schritt-für-Schritt-Anleitung

Startposition: Lege dich auf den Rücken und ziehe beide Knie zu dir heran, sodass sie ungefähr in einem rechten Winkel angewinkelt sind. Die Unterschenkel sind ungefähr parallel zum Boden, die Beine sind zusammen.

Knie auseinander, Füße zusammen: Führe langsam die Knie auseinander und die Füße zueinander. Spüre die sanfte Öffnung in der Hüfte und halte den unteren Rücken entspannt am Boden.
Knie zusammen, Füße auseinander: Führe die Knie nun langsam wieder zusammen und bringe gleichzeitig die Füße nach außen, sodass sie sich voneinander wegbewegen.
Dynamische Wiederholung: Setze die Bewegungen fließend und gleichmäßig fort, indem du abwechselnd die Knie auseinander- und die Füße zusammenführst, dann die Knie zusammen- und die Füße auseinanderführst. Die Bewegung sollte entspannt und rhythmisch sein. Wiederhole die Übung für 1 bis 2 Minuten.

Variationen

- **Ein Bein aufstellen:** Statt des abwechselnden Öffnens und Schließens mit beiden Beinen kannst du auch ein Bein aufgestellt lassen und die Bewegung nur mit einem Bein ausführen.
- **Beide Füße aufstellen:** Wenn du die Beine nicht in der Luft halten möchtest, kannst du die Füße auch am Boden abstellen. Dann öffnest und schließt du lediglich die Knie, ohne im zweiten Schritt die Füße voneinander wegzubewegen.

Tipps & Hinweise

Die Beine sind so weit zu dir herangezogen, dass der untere Rücken stabil am Boden bleibt. Dein Bauch bleibt auf Spannung und dein Atem fließt gleichmäßig weiter. Sollte das sehr herausfordernd sein, wechsle zu der Variation mit einem aufgestellten Bein.

Die Hüfte kräftigen

Hüfte und Gesäß kräftigen

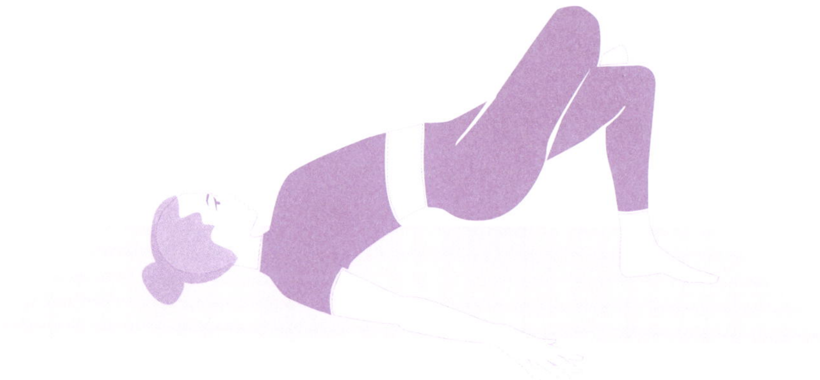

Schritt-für-Schritt-Anleitung

Startposition: Lege dich auf den Rücken und gehe in die Ausgangsposition von »Spread the Needle im Liegen« (→ Seite 110): Stelle die Füße hüftbreit auf den Boden und kreuze den rechten Knöchel über das linke Knie. Die Arme liegen entspannt neben dem Körper, die Handflächen zeigen nach unten.

Gesäß anheben: Drücke den linken Fuß fest in den Boden und hebe das Gesäß vom Boden ab, bis der Körper eine Linie von den Schultern bis zum Knie bildet. Spüre die Aktivierung der Gesäß- und Beinmuskulatur, insbesondere im linken Bein und dem Gesäß.

Position halten oder dynamisch wiederholen: Halte das Gesäß oben und spüre die Spannung für ein paar Atemzüge. Alternativ kannst du das Becken langsam wieder absenken und dann erneut nach oben schieben. Wiederhole die Bewegung für 10 bis 15 Wiederholungen, bevor du die Seite wechselst.

Variationen

- **Ein Bein ausgestreckt:** Für eine intensivere Variante strecke das rechte Bein nach oben in Richtung Decke, während du die Hüfte hebst und senkst. Halte das Bein stabil und fokussiere dich auf die Kräftigung im Gesäß.
- **Beide Füße am Boden:** Wenn du die Position vereinfachen möchtest, stelle beide Füße parallel und hüftbreit am Boden ab und führe die Hüft- und Beckenhebung ohne überkreuztes Bein durch. Dies erlaubt eine gleichmäßige Aktivierung beider Beine und Gesäßmuskeln.

Tipps & Hinweise

Arbeite kontrolliert und ohne Schwung. Lasse deinen Atem weiter fließen und passe die Intensität immer deinem Befinden an. Diese Übung ist fordernd, also gönne dir Pausen, wann immer du das möchtest.

Psoas stärken

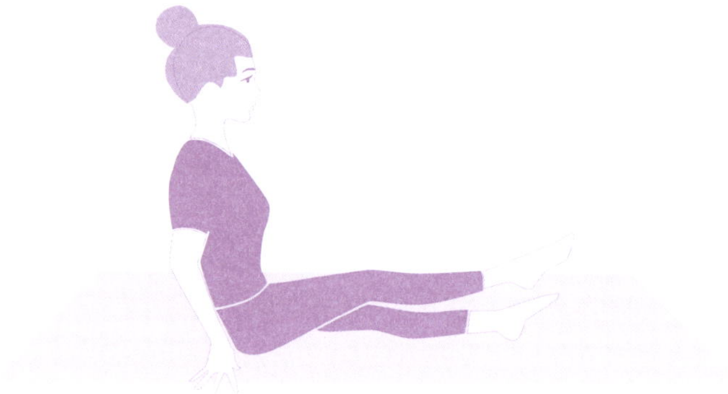

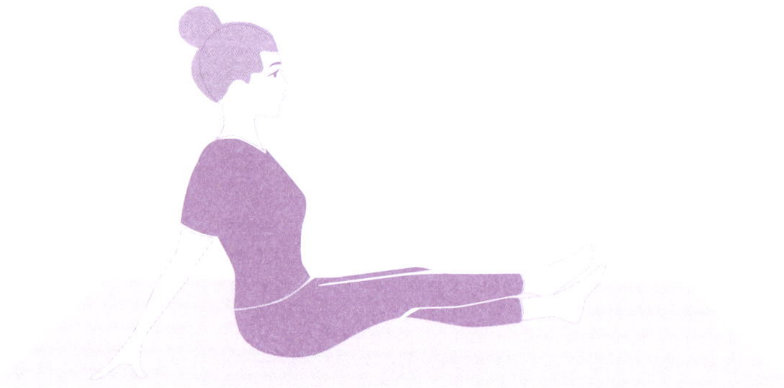

Schritt-für-Schritt-Anleitung

Startposition: Setze dich mit ausgestreckten Beinen auf den Boden, sodass die Beine lang und gerade vor dir liegen. Der Rücken ist aufrecht, die Schultern entspannt, und die Hände stützen sanft neben den Hüften oder hinter dir ab, um Stabilität zu bieten. Du kannst die Beine hüft- oder mattenweit öffnen.

Bein anheben: Hebe das rechte Bein vom Boden ab, während du die Hüfte stabil hältst und den Oberkörper aufrecht lässt. Die Bewegung kommt aus der Kraft des Hüftbeugers und des Oberschenkels.

Bein über das andere legen: Führe das rechte Bein nun kontrolliert über das linke und lege es leicht auf dem linken Bein ab, sodass die Beine überkreuzt liegen.
Dynamisch wiederholen: Hebe das rechte Bein wieder an, führe es zurück in die Ausgangsposition und wiederhole die Bewegung. Arbeite im Wechsel oder wechsle nach 10 bis 15 Wiederholungen die Seite und führe die Bewegung mit dem linken Bein aus.

Variationen

- **Wand nutzen:** Du kannst dich für diese Übung auch gegen eine Wand setzen, um den Rücken und die aufrechte Körperhaltung zu unterstützen.
- **Ohne Hände abstützen:** Wenn du die Übung intensiver gestalten möchtest, führe sie ohne Stütze der Hände aus. Dies fordert zusätzlich die Rumpfmuskulatur und sorgt für mehr Stabilität. Dafür kannst du die Hände zum Beispiel vor der Brust verschränken.
- **Mit Gewicht verstärken:** Für eine intensivere Kräftigung kannst du ein leichtes Gewicht, eine sogenannte Gewichtsmanschette, am Fuß anbringen, um den Psoas noch stärker zu aktivieren.

Tipps & Hinweise

- Achte darauf, dass dein Atem ruhig und kontrolliert bleibt.
- Halte den Rücken stabil und vermeide ein Einsinken in einen Rundrücken.
- Führe die Bewegung langsam und kontrolliert aus, um eine gezielte Aktivierung des Psoas zu gewährleisten. Das Kräftigen des Psoas kann ungewohnt und fordernd sein. Höre auf deinen Körper und mache jederzeit eine Pause.

Seitstütz

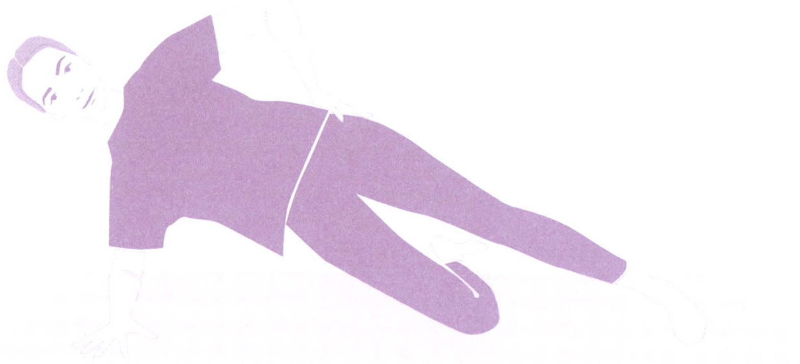

Schritt-für-Schritt-Anleitung

Startposition: Beginne auf deiner rechten Seite, stütze dich auf den rechten Unterarm, sodass der Ellbogen direkt unter der Schulter platziert ist. Das rechte Knie ist am Boden angewinkelt, während das linke Bein lang ausgestreckt ist.

Hüfte anheben: Hebe die Hüfte langsam vom Boden ab, bis dein Körper eine gerade Linie von den Schultern über die Hüfte bis zum Fuß des ausgestreckten Beins bildet. Aktiviere deine seitliche Rumpfmuskulatur, um Stabilität in der Haltung zu finden.

Position halten: Halte die Position für einige Atemzüge, während du die Hüfte aktiv nach oben ziehst und die Schultern weg von den Ohren hältst. Dein Blick kann geradeaus oder leicht nach unten gerichtet sein. Halte für 10–60 Sekunden, je nachdem, wie viel dir dein Körper heute erlaubt.

Variationen

- **Beide Beine lang:** Für eine intensivere Variante strecke auch das untere Bein lang aus, sodass du auf der Außenkante des Fußes stehst. Die Füße können dabei überkreuzt oder direkt aufeinander liegen.
- **Oberes Bein anheben:** Hebe das obere Bein einige Zentimeter in die Luft und halte es parallel zum Boden oder führe es dynamisch auf und ab. Das kannst du sowohl in der Variante mit abgestelltem Knie als auch in der zweiten Variante machen, in der beide Beine lang gestreckt sind.
- **Dynamisch ausführen:** Für eine dynamische Variation senke die Hüfte leicht ab, ohne den Boden zu berühren, und hebe sie dann wieder an. Mache diese Bewegung kontrolliert für 10 bis 15 Wiederholungen. Das kannst du sowohl in der Variante mit abgestelltem Knie als auch in der zweiten Variante machen, in der beide Beine lang gestreckt sind.

Tipps & Hinweise

- Arbeite kontrolliert und lasse deinen Atem weiter fließen.
- Achte darauf, dass dein Rücken lang bleibt und du nicht in den Schultern einsinkst.
- Mache unbedingt Pausen, wenn die Körperspannung nachlässt, und überfordere dich nicht. Du kannst die Übung jederzeit individuell anpassen und auch während der Übung in eine andere, für dich bessere Variante wechseln.

Inneren Oberschenkel stärken

Schritt-für-Schritt-Anleitung

Startposition: Lege dich bequem auf den Rücken, die Arme entspannt neben dem Körper. Hebe beide Beine nach oben, sodass sie senkrecht zur Decke stehen. Die Fußspitzen kannst du zu dir heranziehen, also flexen.

Beine in Grätsche öffnen: Öffne die Beine langsam in eine Grätsche, sodass die Beine auseinandergehen. Achte darauf, dass du die Kontrolle über die Bewegung behältst und die Beine nicht zu weit öffnest.

Beine schließen: Bringe die Beine langsam und kontrolliert wieder zueinander.
Dynamisch wiederholen: Wiederhole die Öffnen-und-Schließen-Bewegung für 10 bis 15 Durchgänge und halte die Bewegung langsam und kontrolliert, um die inneren Oberschenkel gezielt zu kräftigen.

Variationen

- **Beine beugen:** Die Beine müssen nicht gestreckt sein. Sie können auch gebeugt oder im rechten Winkel gehalten werden. So kannst du die Intensität der Übung variieren.
- **Unterstützung**: Als Unterstützung kannst du dir ein Kissen unter dein Gesäß legen. Durch das dadurch gehobene Becken fällt es oft leichter, die Beine in der Luft zu halten.
- **Mit den Händen unterstützen:** Du kannst beide Hände auch an die Außenseiten deiner Knie bringen und so beim Zusammenführen der Beine mit den Händen leicht unterstützen und nachhelfen.
- **Mit Widerstand**: Falls du geübt bist und die Intensität erhöhen möchtest, kannst du mit Beingewichten arbeiten.

Tipps & Hinweise

- Arbeite ohne Schwung und immer kontrolliert.
- Achte darauf, den unteren Rücken am Boden zu halten. Dafür bringst du im Zweifel die Beine etwas näher zu dir heran. Bringe die Beine nur so weit auseinander, wie du sie aus eigener Kraft gut halten kannst. Du kannst klein beginnen und dich von Mal zu Mal etwas steigern.
- Bei anstrengenden Übungen wie dieser hier halten wir oft unbewusst den Atem an. Also behalte das im Blick und atme regelmäßig weiter.

Klassische Yogahaltungen

Kleiner Krieger

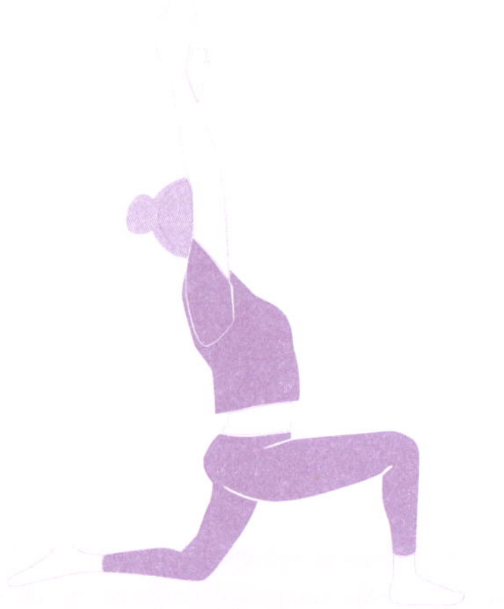

Schritt-für-Schritt-Anleitung

Startposition: Beginne im Vierfüßlerstand und bringe dann den rechten Fuß nach vorn zwischen die Hände, sodass das rechte Knie über dem Knöchel steht und dein rechter Fuß stabil auf dem Boden liegt. Wenn du bereits Yoga machst und dich auskennst, kannst du auch über den herabschauenden Hund in diese Haltung kommen.
Hinteres Bein positionieren: Schiebe das linke Bein nach hinten, sodass das Knie sanft auf dem Boden abgelegt ist. Der linke Fußrücken liegt flach am Boden, du kannst die Zehenspitzen alternativ aufstellen. Optional kannst du ein Handtuch unter das linke Knie legen, falls es sich dadurch angenehmer anfühlt.
Oberkörper aufrichten: Richte deinen Oberkörper auf. Bringe deine Hände in die Hüften oder strecke sie nach oben über den Kopf, die Handflächen zeigen zueinander. Achte darauf, dass deine Schultern entspannt sind und die Rippenbögen leicht nach unten ge-

führt werden, um den Rücken lang und stabil zu halten, und nicht ins Hohlkreuz zu fallen.

Hüften ausrichten: Drehe beide Hüftknochen sanft nach vorn, sodass sie parallel ausgerichtet sind. Spüre die Dehnung im linken Hüftbeuger und halte das Becken stabil. Dein Blick ist sanft nach vorn gerichtet oder leicht schräg nach oben, um die Haltung zu vertiefen.

Position halten: Halte die Position für 1 bis 2 Minuten und bringe dabei bewusst Ruhe in deinen Atem und Stabilität in deine Haltung. Wechsle anschließend die Seite.

Variationen

- **Hände vor die Brust:** Wenn du mehr Stabilität wünschst, kannst du die Hände in Anjali-Mudra (Gebetshaltung) vor der Brust zusammenlegen. Diese Variante erlaubt dir, den Oberkörper zentriert und aufrecht zu halten.
- **Hände abstützen:** Du kannst beide Hände auch auf dem vorderen Oberschenkel abstützen und sie zur Stabilisierung der Position nutzen.
- **Schultern mobilisieren:** Um zusätzlich die Schultern zu mobilisieren und im Flow zu arbeiten, kannst du die Arme während der Position langsam anheben und wieder zur Brust oder neben den Körper zurückführen. Mit der Einatmung führst du die Arme nach oben, mit der Ausatmung führst du sie zurück.

Tipps & Hinweise

- Lasse den Atem ruhig fließen, und versuche, mit jeder Ausatmung etwas tiefer in die Dehnung zu sinken.
- Achte auf deinen unteren Rücken und falle nicht ins Hohlkreuz.

Happy Baby

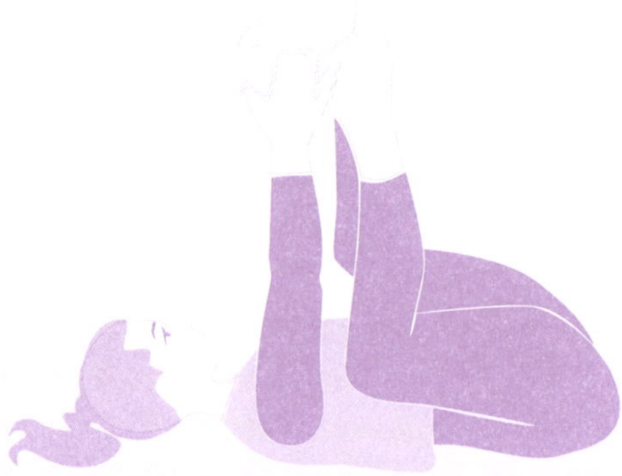

Schritt-für-Schritt-Anleitung

Startposition: Lege dich bequem auf den Rücken und ziehe die Knie in Richtung Brust, sodass die Hüften leicht geöffnet sind und die Knie nach außen zeigen.
Füße greifen: Hebe die Füße und greife entweder die Außenkanten der Füße mit den Händen oder, falls das angenehmer ist, umfasse deine Sprunggelenke.
Ausführung: Die Knie ziehen von der Idee her neben dem Oberkörper vorbei in Richtung Boden. Die Fußsohlen zeigen nach oben.
Rücken ausrichten: Halte den unteren Rücken und das Steißbein so nah wie möglich am Boden. Nimm die Beine weiter weg vom Körper, um den Rücken und das Steißbein zum Boden zu führen.
Position halten: Halte die Position statisch, um dich auf die Öffnung deiner Hüfte zu konzentrieren, oder schaukle sanft von Seite zu Seite, um zusätzlich den unteren Rücken zu massieren. Halte die Position für 1 bis 2 Minuten, solange es sich angenehm anfühlt.

Variationen

- **1/2 Happy Baby**: Optional kannst du das Happy Baby auch nur mit einem Bein durchführen und den anderen Fuß aufgestellt oder lang nach vorn ausgestreckt lassen. Nach 1 bis 2 Minuten wechselst du dann zur anderen Seite.
- **Mit Gurt arbeiten:** Falls es dir schwerfällt, die Füße zu greifen, kannst du auch einen Yoga-Gurt oder ein Handtuch um die Fußsohlen legen und die Enden mit den Händen festhalten. Diese Variante eignet sich vor allem beim »1/2 Happy Baby«.

Tipps & Hinweise

- Atme ruhig und gleichmäßig weiter und konzentriere dich darauf, mit jeder Ausatmung weicher zu werden und mehr loszulassen.
- Entspanne den Kopf, dein Gesicht und deine Schultern und führe die Position ohne Druck aus. Greife gegebenenfalls am hinteren Oberschenkel oder in Höhe der Kniekehlen, um die Position für dich angenehmer zu gestalten. Sollte dir dein Körper diese Position nicht erlauben, ist das nicht schlimm. Mache als Option die »90/90-Position« (→ Seite 108 f.).

Schwan

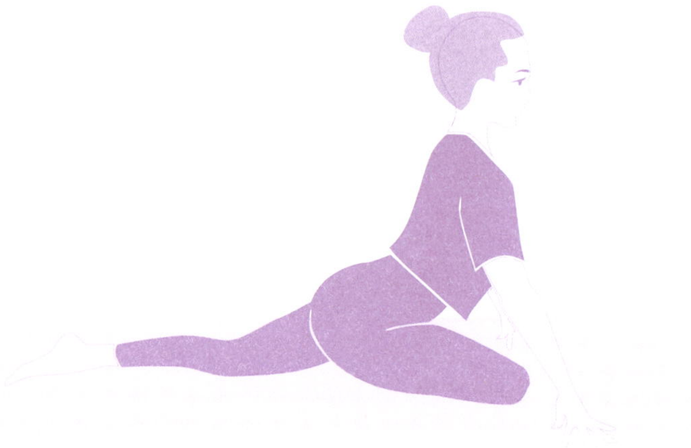

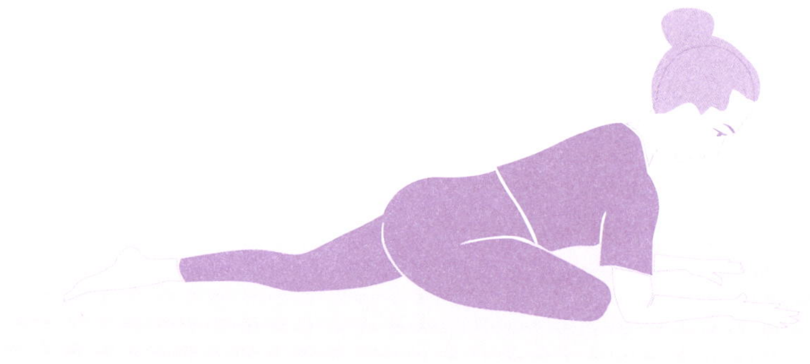

Schritt-für-Schritt-Anleitung

Startposition: Beginne im Vierfüßlerstand oder im herabschauenden Hund. Bringe dann dein rechtes Knie nach vorn, und lege es hinter deinem rechten Handgelenk ab. Dein rechter Unterschenkel liegt diagonal, sodass die rechte Ferse in Richtung der linken Hüfte zeigt.
Hinteres Bein strecken: Strecke das linke Bein gerade nach hinten aus, die Hüfte bleibt parallel zum Boden. Der linke Fußrücken liegt flach auf dem Boden, und die Hüfte ist sanft nach vorn ausgerichtet.

Oberkörper absenken: Richte den Oberkörper auf, um die Dehnung im rechten Gesäß und der rechten Hüfte zu intensivieren. Senke den Oberkörper nach vorn ab und komme auf deine Unterarme.
Position halten: Spüre die Dehnung und Öffnung in der rechten Hüfte und eventuell im linken Hüftbeuger. Halte die Position für 1 bis 2 Minuten und sinke mit jeder Ausatmung tiefer in die Haltung. Wiederhole die Übung auf der anderen Seite.

Variationen

- **Nutze Yogablöcke:** Du kannst deine Unterarme auf Yogablöcken platzieren. Das gibt dir mehr Raum, die Wirbelsäule auszurichten und den Atem besser fließen zu lassen.
- **Gepolsterter Schwan:** Falls die Position im Knie oder Hüftbereich unangenehm ist, lege eine gefaltete Decke oder ein Kissen unter die rechte Hüfte, um sie zu unterstützen.
- **Aufrechter Schwan:** Für eine intensivere Öffnung im Hüftbeuger kannst du den Oberkörper aufrichten und die Hände auf dem Boden oder auf Blöcken abstützen, sodass die Vorderseite des Körpers in die Länge gestreckt wird.
- **90/90-Position:** Sollte dir dein Körper den Schwan noch nicht erlauben oder dir die Position unangenehm sein, ist die 90/90-Position (→ Seite 108 f.) eine tolle Alternative.

Tipps & Hinweise

- Sei bitte achtsam in dieser Position, lasse deinen Atem ruhig weiter fließen und werde mit jedem Atemzug weicher.
- Wenn du Druck im vorderen Knie verspürst, verkleinere den Winkel im vorderen Bein oder wechsle zur 90/90-Position.

Malasana: Die tiefe Hocke

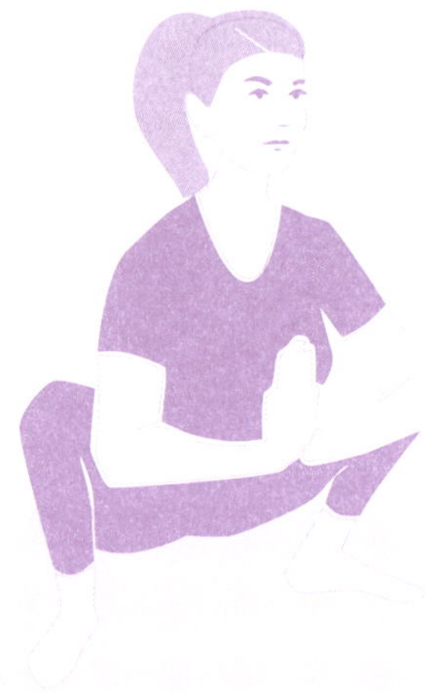

Schritt-für-Schritt-Anleitung

Startposition: Stelle dich mattenweit auf die Matte, die Zehen zeigen leicht (etwa 45 Grad) nach außen.
In die Hocke setzen: Beuge die Knie und senke das Becken ab, bis du in einer tiefen Hocke sitzt. Die Füße bleiben fest auf dem Boden, idealerweise die Fersen ebenfalls – falls das schwerfällt, kannst du ein kleines Kissen oder eine gefaltete Decke/Matte unter die Fersen legen.
Ellbogen an die Innenseite der Beine bringen: Führe die Hände vor der Brust zusammen in Anjali-Mudra (Gebetshaltung) und drücke die Ellbogen sanft gegen die Innenseiten der Beine/Knie. Das unterstützt die Öffnung der Hüfte und hilft dir dabei, deinen Rücken aktiv zu strecken.

Oberkörper aufrichten: Richte die Wirbelsäule auf, indem du das Brustbein hebst und die Schultern entspannt nach hinten und unten ziehst. Der Blick geht geradeaus oder leicht nach unten, um den Nacken entspannt zu halten.
Position halten: Halte die Position für 1 bis 2 Minuten, und lasse mit jeder Ausatmung mehr Spannung aus den Hüften los.

Variationen

- **Unterstützte tiefe Hocke:** Wenn du die tiefe Hocke als zu intensiv empfindest, setze dich auf einen Yogablock. Er gibt dir Halt und Stabilität und du kannst dich voll und ganz auf die Hüftöffnung und die Ausrichtung deines Oberkörpers konzentrieren.
- **Sanfte Vorbeuge:** Für eine intensivere Öffnung kannst du den Oberkörper leicht nach vorn sinken lassen und die Hände auf dem Boden vor dir abstützen. Das kannst du sowohl aus der tiefen Hocke ohne Block als auch mit Block als Unterstützung durchführen.

Tipps & Hinweise

Die tiefe Hocke kann sich herausfordernd anfühlen. Bitte denke immer daran, dass nicht jede Übung für jeden gedacht ist und du jederzeit eine alternative Übung zur Öffnung der Hüfte durchführen kannst. Die nächste Übung, der »Schmetterling in der Rückenlage«, ist eine davon. Solltest du Druck in den Knien verspüren, ist das »Happy Baby« (→ Seite 132 f.) auch eine gute Alternative. Entscheidest du dich für die tiefe Hocke, passe die Übung jederzeit durch die oben genannten Optionen an.

Supta Badha Konasana: Schmetterling in Rückenlage

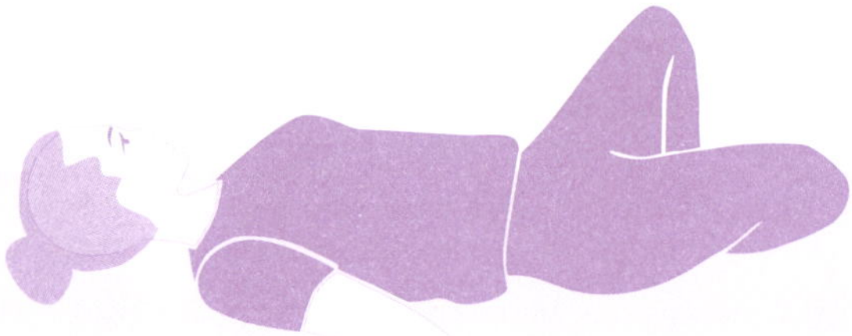

Schritt-für-Schritt-Anleitung

Startposition: Lege dich bequem auf den Rücken, und stelle deine Füße auf.
Beine in Position bringen: Bringe die Fußsohlen zueinander und lasse die Knie sanft nach außen fallen, sodass deine Beine eine Diamantform bilden.
Tiefe finden: Lasse die Arme entspannt an den Seiten liegen, oder platziere die Hände auf deinem Bauch oder deinem Herzen für ein zentriertes Gefühl. Schließe die Augen und richte deine Aufmerksamkeit auf den Atem. Atme ruhig und tief in den Bauch und spüre, wie sich mit jeder Ausatmung die Hüften und der untere Rücken mehr entspannen.
Position halten: Bleibe für 3 bis 5 Minuten oder solange es angenehm ist in dieser Position und lasse dich mit jeder Ausatmung tiefer in die Matte sinken.

Variationen

- **Hüften und Knie stützen:** Falls sich deine Knie oder Hüften sehr angestrengt anfühlen, lege ein Kissen oder einen Yogablock unter jedes Knie, um die Beine zu unterstützen und die Dehnung sanfter zu gestalten.
- **Alternative Armposition:** Wenn es sich angenehm anfühlt, kannst du die Arme entspannt über den Kopf strecken oder locker zur Seite legen. Wenn du die Arme oberhalb deines Kopfes platzierst, bekommst du eine zusätzliche Öffnung und Dehnung in deinem Brust- und Schulterbereich.
- **Fortgeschrittene Öffnung:** Lege dich auf ein Kissen oder ein Yogabolster, das entlang deiner Wirbelsäule verläuft, sodass der Oberkörper erhöht ist. Das sorgt für eine intensive Öffnung des gesamten Körpers.

Tipps & Hinweise

Halte den Atem ruhig und gleichmäßig und lasse die Schwerkraft die Dehnung in den Hüften vertiefen. Diese Haltung sollte sanft und entspannt sein – passe sie mit Kissen an, falls du mehr Unterstützung benötigst.

YOGA *Flow*

Wenn du Lust hast, dich von mir 30 Minuten führen zu lassen, dann ist dieser Yoga-Flow genau das Richtige für dich. Er stammt aus meinem Kurs »Yoga für den Rücken«, der sich in unterschiedliche Module aufteilt. Wir haben ja bereits gelernt, dass Rücken- und Hüftprobleme oftmals miteinander in Verbindung stehen.

In meinem Kurs »Yoga für den Rücken« gibt es deshalb eine Einheit, die wir besonders der Hüftbeweglichkeit, also der Mobilität und der Hüftöffnung, widmen. Ich dachte, es wäre eine schöne Idee, dir diesen Flow zur Verfügung zu stellen. Dafür scannst du einfach den QR-Code und machst mit.

Alles, was du benötigst, ist eine Yogamatte. Solltest du zur Unterstützung deiner Praxis Yogablöcke nutzen, kannst du diese natürlich gern bereitstellen. Auch eine Decke zur Entspannung eignet sich immer gut. Solltest du dich für den kompletten Kurs »Yoga für den Rücken« interessieren, findest du ihn auf meiner Homepage:

Und jetzt viel Spaß beim Mitmachen!

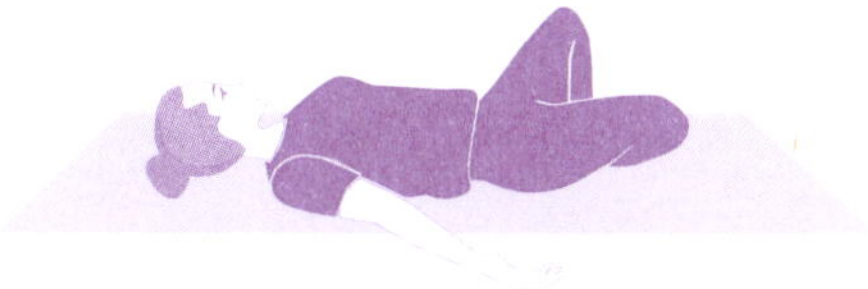

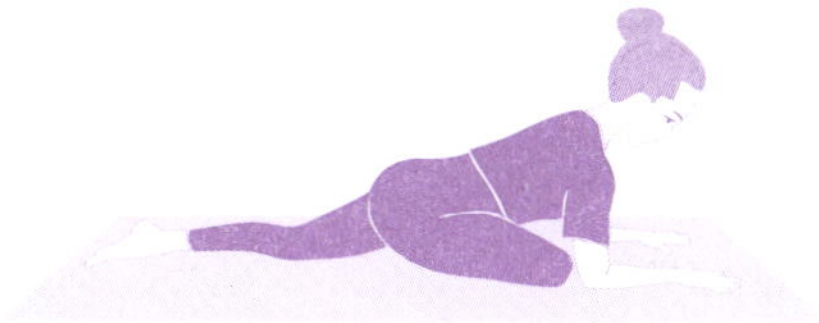

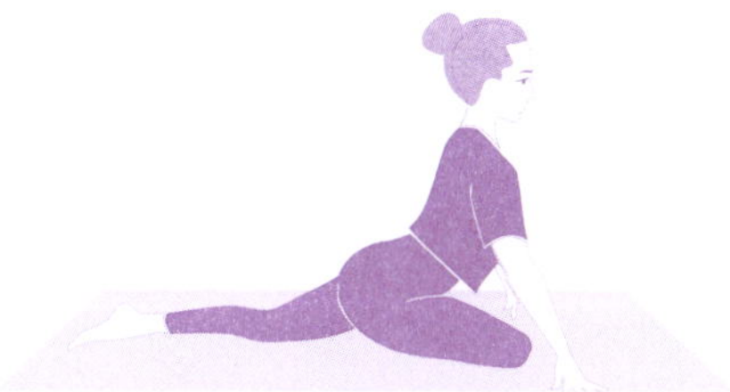

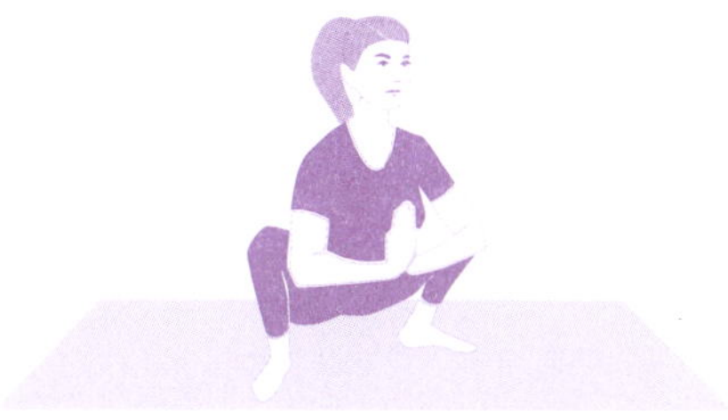

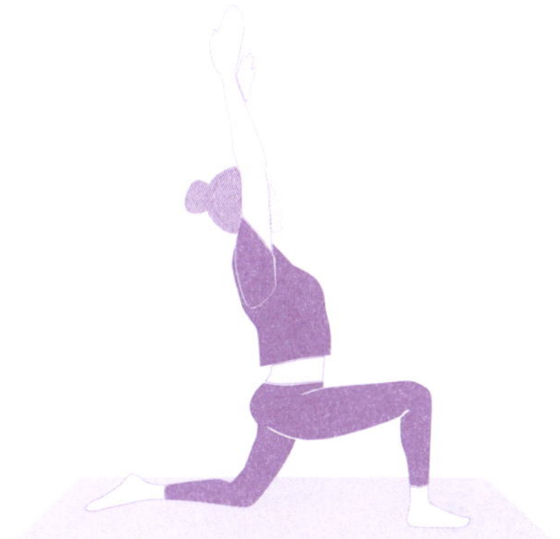

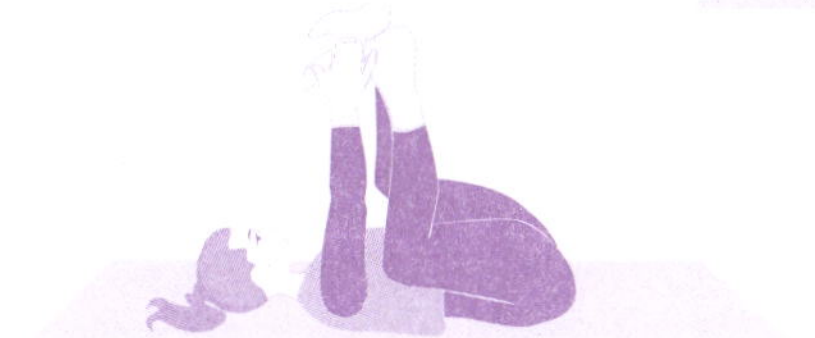

Roll it out

Massage mit der Faszienrolle

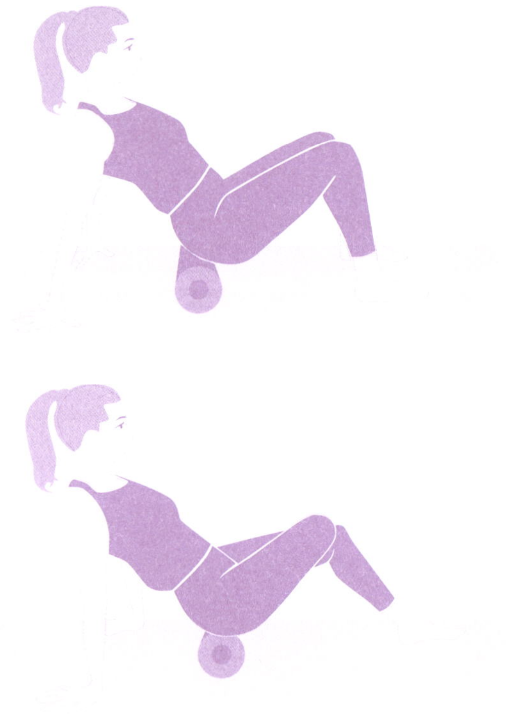

Schritt-für-Schritt-Anleitung

Startposition: Setze dich auf die Faszienrolle und lege die Hände hinter dir auf dem Boden ab, sodass du dich leicht abstützen kannst. Die Füße sind aufgestellt.

Gesäß ausrollen: Verlagere dein Gewicht auf die rechte Gesäßhälfte. Rolle langsam vor und zurück über die Gesäßmuskulatur, um

Verspannungen zu lösen. Falls es intensiver sein darf, lege das rechte Bein über das linke Knie, um den Druck zu verstärken.
Übergang zur Hüfte: Führe deinen Körper etwas weiter zur Seite, sodass die Rolle sich in Richtung des seitlichen Hüftbereichs bewegt. Rolle langsam auf und ab über die äußere Hüftpartie. Wenn du empfindliche Stellen findest, kannst du für ein paar Atemzüge darauf verweilen, um die Spannung gezielt zu lösen.
Äußerer Oberschenkel: Gleite nun weiter über die Rolle, sodass sie sich unter dem äußeren Oberschenkel befindet. Strecke das rechte Bein aus und rolle entlang der Außenseite des Oberschenkels. Achte auf eine langsame, kontrollierte Bewegung.
Seitenwechsel: Nachdem du die rechte Seite für 1 bis 2 Minuten ausgerollt hast, wechsle die Position zur linken Seite und wiederhole die Massagebewegungen im gleichen Ablauf.

Variationen

- **Kreisende Bewegungen:** Um gezielt Verspannungen zu lösen, kannst du kleine kreisende Bewegungen an besonders angespannten Stellen ausführen.
- **Punktuelle Massage:** Halte die Rolle auf einer verspannten Stelle für einige Atemzüge, um tieferliegende Muskelpartien und Faszien zu erreichen.

Tipps & Hinweise

- Atme ruhig und gleichmäßig und passe den Druck der Rolle so an, dass er angenehm ist. Die Bewegung sollte sanft und kontrolliert sein, ohne dass Schmerzen auftreten.
- Arbeite achtsam, besonders an für dich empfindlichen Stellen.

Psoas-Release mit dem Faszienball

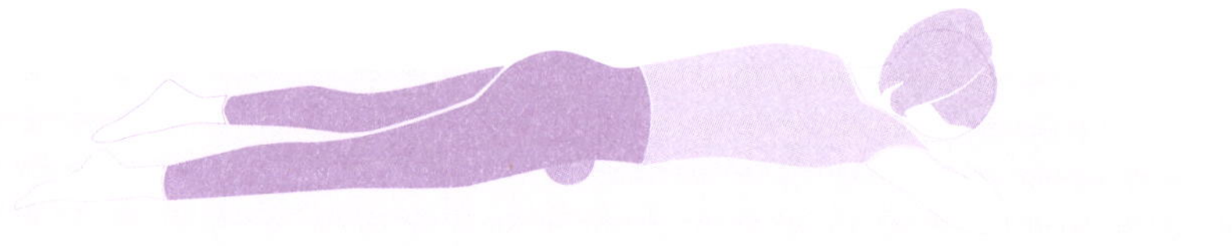

Schritt-für-Schritt-Anleitung

Startposition – Bauchlage: Lege dich flach auf den Bauch auf deine Matte. Platziere den Faszienball unterhalb deiner rechten Hüfte, etwas unterhalb des Beckenknochens und leicht zur Körpermitte hin, wo der Psoas-Muskel entlangläuft. Stütze dich mit den Unterarmen ab, lege dich komplett ab. Die Hände kannst du als kleines Kissen unter deine Stirn legen.

Psoas entspannen: Lasse das Gewicht deines Körpers langsam auf den Faszienball sinken. Atme tief ein und aus und spüre, wie sich der Ball sanft in den Psoas-Muskel hineindrückt. Lasse die umliegenden Muskeln so locker wie möglich, um den Psoas gezielt zu entspannen.

Seitenwechsel: Nach etwa 1 bis 2 Minuten wechselst du die Seite und platzierst den Faszienball unterhalb der linken Hüfte, um den Psoas auf dieser Seite ebenfalls zu entspannen.

Variationen

- **Druck regulieren:** Wenn der Druck zu intensiv ist, entlaste den Bereich leicht, indem du das Gewicht des Körpers vom Ball wegbewegst. So kannst du die Intensität selbst steuern.

- **Sanftes Kippen und Bewegen:** Optional kannst du das Becken sanft nach rechts und links kippen oder kleine kreisende Bewegungen ausführen, um das Gewebe rund um den Psoas und die Hüfte zu lockern.

Tipps & Hinweise

- Achte darauf, dass du entspannt atmest und den Druck nur so intensiv gestaltest, wie es sich angenehm anfühlt.
- Diese Übung kann als sehr intensiv wahrgenommen werden, da der Psoas tief liegt – arbeite daher besonders achtsam und mit Geduld.

GOOD to know

Vielleicht hast du auch schon einmal davon gehört, dass Faszien, also das Bindegewebe, verkleben können und dass diese Verklebungen durch die Arbeit mit Faszienrollen und -bällen gelöst werden können. Zurzeit wird jedoch immer wieder berichtet, dass dies ein weitverbreiteter Mythos ist, der durch wissenschaftliche Beweise nicht gestützt werden kann. Dennoch können wir durch diese Techniken die Durchblutung fördern, die entsprechenden Bereiche massieren und einen positiven Einfluss auf die Beweglichkeit nehmen. Die Anwendung von Faszienrollen und -bällen kann also eine sinnvolle und ergänzende Maßnahme für deine Hüftgesundheit sein.[27, 28]

Hüft-Quickies für den Alltag

Spread the Needle im Sitzen

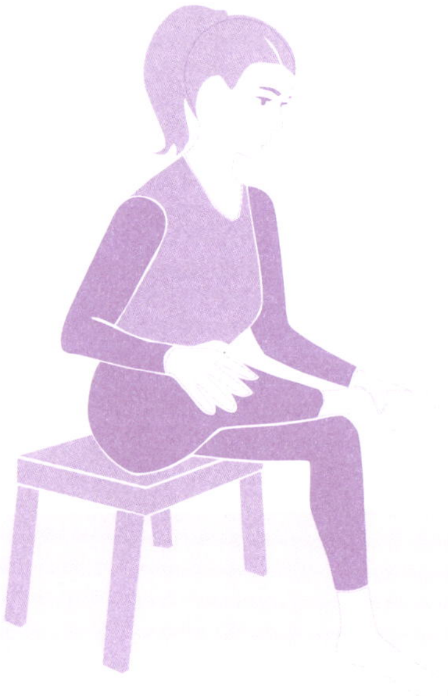

Schritt-für-Schritt-Anleitung

Startposition Setze dich aufrecht auf die vordere Kante eines Stuhls. Die Füße stehen hüftbreit fest auf dem Boden, und die Wirbelsäule ist lang und aufrecht.
Bein positionieren: Hebe das rechte Bein an und lege den rechten Knöchel sanft auf das linke Knie. Das rechte Knie zeigt dabei nach außen.

Dehnung vertiefen: Lasse das rechte Knie langsam in Richtung Boden sinken, sodass eine Dehnung im rechten Gesäß und in der rechten Hüfte entsteht.
Oberkörper nach vorn lehnen: Für eine intensivere Dehnung lehne dich sanft mit geradem Rücken nach vorn. Achte darauf, dass die Wirbelsäule lang bleibt und die Schultern entspannt sind. Spüre, wie sich die Dehnung in der rechten Hüfte vertieft.
Position halten: Atme tief und gleichmäßig ein und aus. Halte die Position für 1 bis 2 Minuten und entspanne mit jeder Ausatmung mehr in die Dehnung hinein. Anschließend wechselst du zur anderen Seite.

Variationen

- **Sanftere Variante:** Wenn die Dehnung zu intensiv ist, halte den Oberkörper aufrecht und lehne dich, wenn überhaupt, nur minimal nach vorn.
- **Oberkörper-Variation:** Um die Dehnung zu verändern oder mehr Abwechslung in die Position zu bringen, lehne dich mit dem Oberkörper im Wechsel diagonal nach rechts, zur Mitte und nach links.
- **Intensivere Dehnung:** Wenn du eine tiefere Dehnung wünschst, kannst du dich noch weiter nach vorn lehnen.

Tipps & Hinweise

Diese Übung eignet sich gut, um Verspannungen im Büroalltag zu lösen und die Hüftöffnung zu fördern. Auch auf dem Sofa lässt sie sich gut und schnell in den Abend integrieren.

Psoas dehnen

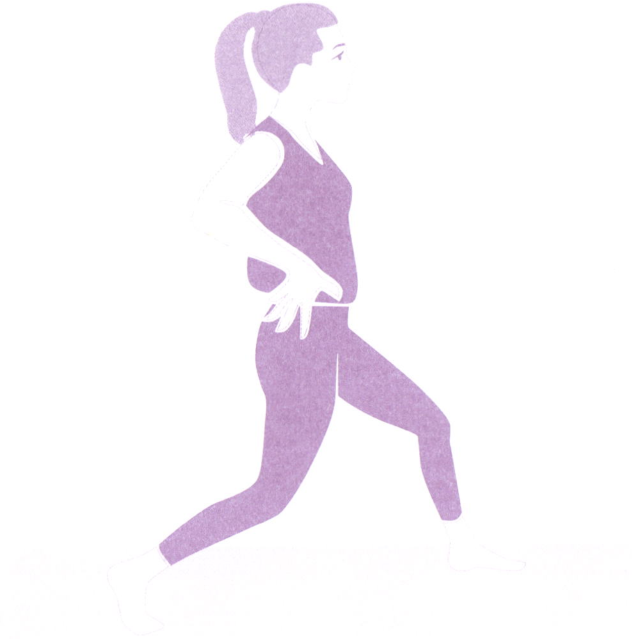

Schritt-für-Schritt-Anleitung

Startposition: Stelle dich aufrecht hin und mache mit dem rechten Bein einen großen Schritt nach hinten, sodass du in einer weiten Ausfallschritt-Position stehst. Das linke Knie ist über dem Knöchel, und die Hüfte ist nach vorn ausgerichtet.

Hinteres Bein positionieren: Die Ferse des rechten Fußes ist gehoben und das Bein leicht gebeugt. Das gibt dir die Möglichkeit, dein Becken kontrolliert nach vorn zu kippen.

Becken nach vorn kippen: Kippe das Becken leicht nach vorn, um die Dehnung im Psoas zu intensivieren. Ziehe deine Rippenbögen nach unten, sodass dein unterer Rücken beschützt bleibt.
Position halten: Atme tief ein und aus, halte die Position für 1 bis 2 Minuten. Wiederhole die Übung auf der anderen Seite.

Variationen

- **Intensivere Dehnung:** Wenn du eine intensivere Dehnung möchtest, vergrößere den Ausfallschritt und kippe dein Becken noch weiter nach vorn.
- **Seitliche Neigung:** Um auch die seitliche Psoas-Struktur zu dehnen, neige den Oberkörper sanft zur linken Seite, während du den rechten Arm über den Kopf streckst. Diese Variante dehnt zudem den seitlichen Oberkörper.

Tipps & Hinweise

Halte deinen Atem ruhig und entspannt und achte darauf, dass du nicht ins Hohlkreuz fällst. Gern kannst du dich auch an einem Tisch oder einem Stuhl festhalten, um dein Gleichgewicht besser halten zu können. Dann kannst du dich voll und ganz auf die Dehnung konzentrieren.

Hüftkreisen

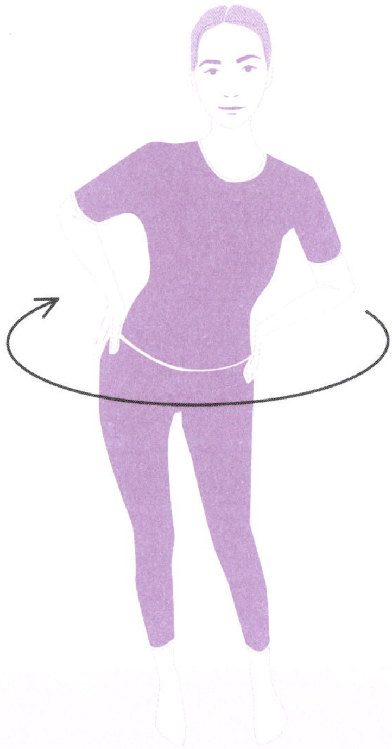

Schritt-für-Schritt-Anleitung

Startposition: Stelle dich aufrecht hin, die Füße etwa hüftbreit auseinander, und bringe die Hände locker auf die Hüften. Halte die Knie leicht gebeugt, damit du stabil und entspannt zugleich stehen kannst. **Hüfte nach vorn schieben:** Schiebe die Hüfte sanft nach vorn, ohne dabei den Oberkörper zu weit nach hinten zu lehnen. Spüre eine leichte Streckung in den Hüftbeugern.

Kreisbewegung einleiten: Bewege die Hüfte langsam nach rechts, indem du das Gewicht sanft zur rechten Seite verlagerst. Dann führe die Hüfte in einer fließenden Bewegung nach hinten, sodass das Gewicht in die Fersen verlagert wird.
Kreis vollenden: Setze die Kreisbewegung fort, indem du die Hüfte zur linken Seite und dann wieder nach vorn führst. Spüre die Mobilisation rund um die Hüfte und den unteren Rücken. Halte den Oberkörper möglichst ruhig und konzentriere dich darauf, die Bewegung aus der Hüfte zu initiieren.
Richtungswechsel: Nach 10 bis 15 kreisenden Bewegungen in eine Richtung wechselst du die Richtung und wiederholst die Bewegung auf der anderen Seite. Führe die Kreise sanft und kontrolliert aus.

Variationen

- **Kleine Kreise:** Wenn dir größere Kreise zu intensiv sind, beginne mit kleinen Kreisen und vergrößere sie langsam, während deine Hüfte sich lockert.
- **Kreisweite variieren:** Experimentiere mit der Kreisweite und -geschwindigkeit, um verschiedene Bereiche der Hüfte und des unteren Rückens zu mobilisieren.

Tipps & Hinweise

- Achte darauf, dass du ruhig und gleichmäßig atmest, während du die Hüfte kreisen lässt.
- Halte die Schultern entspannt und vermeide ein Hohlkreuz. Diese Übung sollte sich leicht und fließend anfühlen und ohne Druck und ohne zu reißen ausgeführt werden.

Beinkreisen

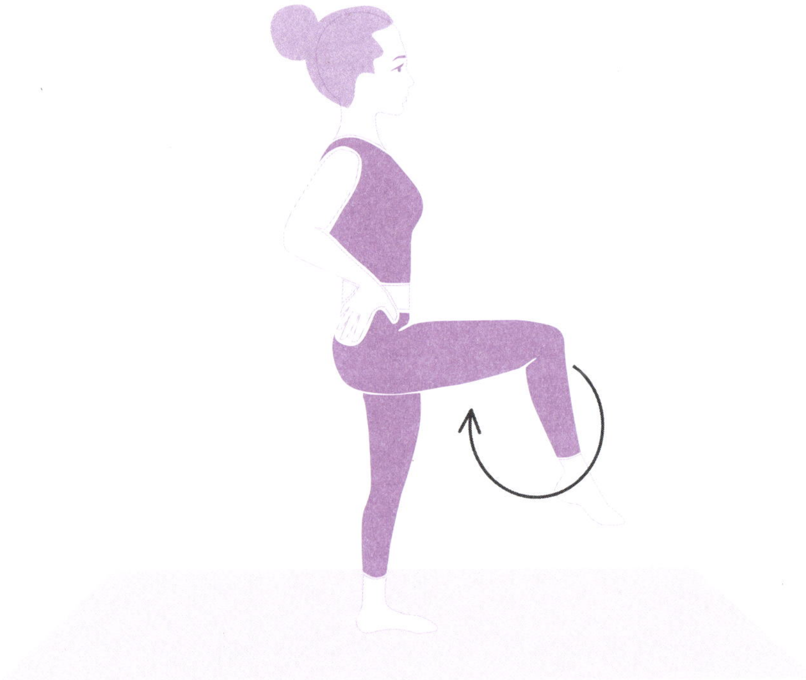

Schritt-für-Schritt-Anleitung

Startposition: Stelle dich aufrecht hin, das Gewicht auf das linke Bein verlagert. Die Hände können auf die Hüften gelegt werden, um die Stabilität zu fördern, oder du hältst dich leicht an einer Wand oder Stuhllehne fest, falls du mehr Balance benötigst.
Bein anheben: Hebe das rechte Bein leicht an, sodass es vom Boden abhebt und das Knie in einem Winkel von etwa 90 Grad gebeugt ist. Achte darauf, dass dein Standbein stabil und leicht gebeugt bleibt und der Oberkörper aufrecht ist.

Kreise einleiten: Beginne, das rechte Bein in kleinen Kreisen zu bewegen, indem du das Knie sanft nach außen führst, dann zur Seite, nach hinten und zurück. Die Bewegung sollte aus der Hüfte kommen, während der restliche Körper stabil bleibt.
Kreisweite anpassen: Starte mit kleinen Kreisen und vergrößere die Bewegungen langsam, wenn sich die Hüfte lockert. Spüre die Mobilisation rund um das Hüftgelenk und halte die Bewegung kontrolliert und gleichmäßig.
Richtungswechsel: Nach 10 bis 15 Kreisen in eine Richtung wechsle die Richtung und führe die Bewegung auf die andere Seite aus. Anschließend wechselst du das Bein.

Variationen

- **Gestrecktes Bein:** Strecke das Bein aus und führe die Kreise mit gestrecktem Bein aus. Um stabil und kontrolliert zu arbeiten, wird das Bein nicht so weit vom Boden abgehoben.
- **Bewegung vergrößern:** Wenn du mehr Beweglichkeit aufbauen möchtest, vergrößere die Kreise und arbeite kontrolliert, um die Hüftmuskulatur zu fordern.

Tipps & Hinweise

- Achte darauf, dass dein Standbein stabil bleibt und der Atem ruhig und gleichmäßig fließt.
- Diese Übung sollte kontrolliert und ohne Schwung ausgeführt werden, um die Muskulatur rund um das Hüftgelenk gezielt zu mobilisieren. Halte dich auch gern an einem Tisch oder der Wand fest.

Übungsprogramme

Übungsprogramm 1: All-in-one

Die Hüfte mobilisieren
→ Side to Side (→ Seite 114 f.)
→ Kreisen im Vierfüßlerstand (→ Seite 116 f.)

Die Hüfte kräftigen
→ Psoas stärken (→ Seite 124 f.)
→ Seitstütz (→ Seite 126 f.)

Klassische Yogahaltungen
→ Kleiner Krieger (→ Seite 130 f.)
→ Schwan (→ Seite 134 f.)

Die Hüfte öffnen und dehnen
→ Schmetterlingssitz (→ Seite 112 f.)
→ 90/90-Position (→ Seite 108 f.)

Übung zur Entspannung und Aktivierung des Vagusnervs
→ 2 Minuten Summen (→ Seite 66 f.)

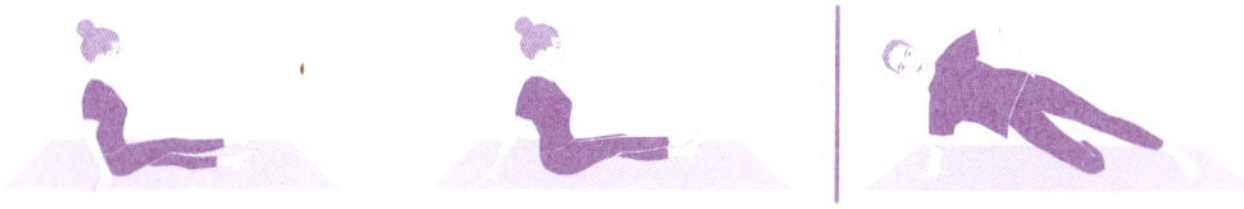

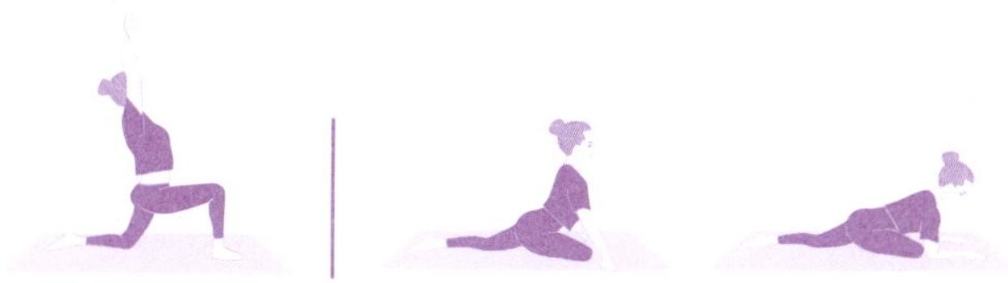

Übungsprogramme

Übungsprogramm 2: Soft & Smooth

Die Hüfte mobilisieren

→ Side to Side (→ Seite 114 f.)
→ Mobilisation in der Rückenlage (→ Seite 120 f.)
→ Babyschaukel (→ Seite 118 f.)

Klassische Yogahaltungen

→ Schmetterling in Rückenlage (→ Seite 138 f.)
→ Happy Baby (→ Seite 132 f.)

Die Hüfte dehnen

→ Spread the Needle im Liegen (→ Seite 110 f.)
→ Schmetterlingssitz (→ Seite 112 f.)

Roll it out

→ Massage mit der Faszienrolle (→ Seite 142 f.)
→ Psoas-Release mit dem Faszienball (→ Seite 144 f.)

Übungen zur Entspannung und Aktivierung des Vagusnervs

→ 1 Minute Augenübung (→ Seite 69 f.)
→ 2 Minuten Summen (→ Seite 66 f.)
→ 5 Minuten Bauchatmung (→ Seite 63 ff.)

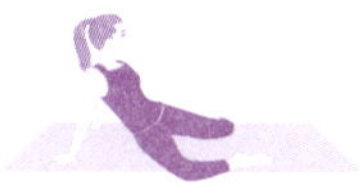

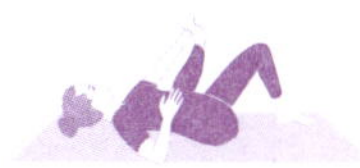

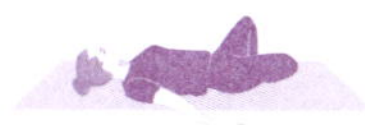
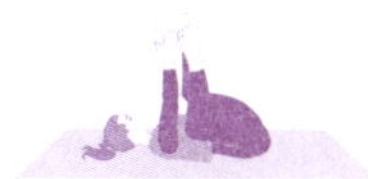

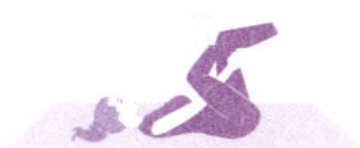
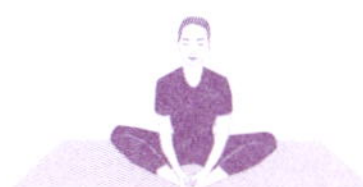

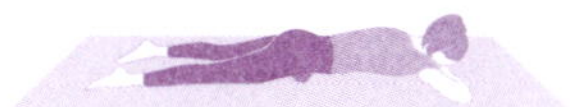

SELFCARE

is how you take your power back.[29]

LALAH DELIA
SPIRITUELLE AUTORIN UND WELLNESS-AKTIVISTIN

Tipps, Tricks & Inspirationen

Abschließend möchte ich dir noch weitere Inspirationen für deine Hüftgesundheit mitgeben. Ich freue mich, wenn du mit Spaß an deiner Hüfte arbeitest und nicht nur die vorgestellten Übungen in deine Praxis integrierst, sondern auch meine Ideen für mehr Achtsamkeit und Selfcare nutzt. Ich möchte dir so viele praktische Werkzeuge wie möglich an die Hand geben, um deine Hüften ganz bewusst zu pflegen, ein ganzheitliches Körperbewusstsein zu entwickeln und deine Lebensqualität nachhaltig zu verbessern. Dazu gehört natürlich auch, dich selbst und deine Gefühle besser wahrzunehmen und ein Bewusstsein dafür zu entwickeln, was das mit dir und deinem Körper macht.

Die nachfolgenden Ideen und Vorschläge kannst du miteinander kombinieren, so wie es für dich passt, oder du führst sie einzeln beziehungsweise unabhängig voneinander durch. Du kannst all diese Inspirationen außerdem durch deine eigenen Ideen ersetzen oder ergänzen. Die Hauptsache ist, dass du dich dabei wohlfühlst und Spaß hast, dich ganz bewusst um deine Hüften zu kümmern.

Erstelle einen (Wochen-)Plan für deine Hüftroutine

Der erste wichtige Punkt bei der Erstellung eines Plans ist: Bloß keinen Stress! Wenn du merkst, dass es dich mehr stresst als entspannt, wenn du dir einen Plan machst, dann würde ich dir empfehlen, es lieber sein zu lassen. Denn Stress brauchen wir nicht. Das haben wir in diesem Buch ja schon gelernt.

Vielleicht geht es dir aber auch so, dass dir ein Plan hilft, dich besser um dich zu kümmern. Wenn das für dich zutrifft, dann könntest du dir einen Plan entwickeln, der feste Tage oder auch Zeiten vorsieht, in denen du dich um deine Hüfte kümmerst.

- Das kann zum Beispiel zweimal in der Woche sein, dienstags und donnerstags. Dienstags machst du 10 Minuten Übungen für deine Hüftgesundheit. Dafür nutzt du die Übungen aus diesem Buch zum Dehnen, Mobilisieren und Kräftigen. Und donnerstags machst du zum Beispiel 20–30 Minuten Yoga mit dem Fokus auf deine Hüfte.
- Dein Plan könnte auch so aussehen, dass du dir vornimmst, jeden Morgen nach dem Aufstehen zwei Dehnübungen für deine Hüfte zu machen.
- Oder du blockst dir in der Woche 30 Minuten Zeit, zum Beispiel am Sonntagmorgen, und machst Übungen aus diesem Buch.

Führe ein Hüfttagebuch

In deinem Tagebuch kannst du verschiedene Informationen festhalten, die dir in Bezug auf deine Hüft- und Bewegungsroutine wichtig erscheinen. Dafür nutzt du das Wissen aus diesem Buch in Bezug auf Stress, Bewegung und vielleicht auch der Chakras. Tagebücher sind großartige Werkzeuge zur Reflexion und helfen dabei, körperliche und mentale Veränderungen wahrzunehmen. Mithilfe eines Tagebuchs kannst du sofort erkennen, welche Fortschritte du machst und was sich emotional und körperlich verändert. Du siehst die Entwicklung schwarz auf weiß, was ich persönlich als sehr motivierend empfinde. Ich habe ein paar Fragen und Reflexionen zusammengestellt, die dir dabei helfen können, die Entwicklung deiner Hüftgesundheit zu dokumentieren.

Mein Hüfttagebuch

TÄGLICHE FRAGEN

QR-Code für dein Hüfttagebuch zum Download

Wie fühle ich mich heute?

①	②	③	④	⑤	⑥
Überhaupt nicht gut	Eher schlecht	Neutral	Ganz gut	Sehr gut	Fantastisch

Wie fühlt sich mein Körper heute insgesamt an?

①	②	③	④	⑤	⑥
Überhaupt nicht gut	Eher schlecht	Neutral	Ganz gut	Sehr gut	Fantastisch

Habe ich Verspannungen? Wenn ja, wo?

Wie fühlen sich meine Hüften heute an?

Gab es heute Momente von Stress, Angst oder Freude, die sich im Körper / in den Hüften bemerkbar gemacht haben?

Was habe ich heute für meine Hüften getan? Übungen, Pflege, wie lange?

WOCHEN-RÜCKBLICK

Haben sich meine Emotionen in dieser Woche auf meine Hüften ausgewirkt? Wenn ja, wie?

Welche Fortschritte habe ich diese Woche in Bezug auf meine Hüften gemacht?

Gab es Rückschläge? Wie habe ich darauf reagiert?

Welche neuen Erkenntnisse habe ich diese Woche erlangt? Es ist egal, ob es dabei um deine Hüften, deine Emotionen oder allgemein um dein Leben geht.

MONATSENDE

Welche Veränderungen kann ich in Bezug auf meine Hüften wahrnehmen?

Wie fühle ich mich, nachdem ich Übungen für meine Hüften gemacht habe?

Wie ist mein aktueller Umgang mit meinen Gefühlen und mit Stress und inwieweit wirkt sich das auf meine Hüften aus?

Welches Ziel habe ich für die nächsten Wochen in Bezug auf meine Hüftgesundheit?

7-Tage-Hüftchallenge

Diese Challenge kannst du sofort umsetzen und natürlich auch mehr als einmal durchführen. Bevor du startest, solltest du dir zunächst die Aufgaben für die nächsten Tage durchlesen, um zu überprüfen, ob vielleicht einige Vorbereitungen nötig sind. So kannst du dir beispielsweise bereits im Vorfeld die Übungen heraussuchen, die du machen möchtest, ein Hörbuch für deinen Spaziergang auswählen oder ein Massageöl besorgen, falls du die Massage mit Öl durchführen möchtest. Los geht's!

Tag 1: Mache 3 Dehnübungen für deine Hüfte
→ siehe ab Seite 106

Tag 2: Erstelle eine Hüft-Playlist & tanze
Erstelle eine Hüft-Playlist, um deine Hüften so richtig schwingen zu lassen. Du hast selbst nicht die richtige Idee oder dir fehlen coole Songs? Dann nutze doch einfach die Playlist, die ich für dich zusammengestellt habe (→ Seite 168). Ich wünsche mir sehr, dass du deine Hüften dazu ordentlich tanzen lässt. Vor allem heute, denn das ist Teil der Challenge!

Tag 3: Mache 3 Übungen zur Mobilisierung deiner Hüften.
→ siehe ab Seite 114

Tag 4: Mache einen Spaziergang
Mache heute für 20 Minuten einen Spaziergang und konzentriere dich beim Gehen ausschließlich auf die Bewegung deiner Hüften. Wie fühlen sie sich an? Wie schwingen sie? Sind sie verspannt oder locker? Was fühlst du?

Tag 5: Hüft-Detox – vermeide zu langes Sitzen
Lege heute deinen Fokus darauf, nicht zu lange zu sitzen. Stehe nach 10 bis spätestens 15 Minuten auf und bewege dich ein bisschen. Das kann alles Mögliche sein. Du kannst ein paarmal um den Schreibtisch laufen, ein paar Kniebeugen machen, Dehnübungen durchführen oder schnell zur Tankstelle um die Ecke laufen. Nutze zur Hilfe einen Timer.

Tag 6: Hüftmassage
Massiere heute für 10 Minuten deine Hüften. Das kannst du mit deinen bloßen Händen und einem Öl machen. Du kannst aber genauso gut einen Faszienball, eine Faszienrolle oder vielleicht sogar eine Massagepistole dafür nutzen.

Tag 7: Mache 3 Übungen zur Kräftigung deiner Hüften
→ siehe ab Seite 122

Hast du andere Ideen, um diese Challenge zu ergänzen oder deinen Bedürfnissen anzupassen? Dann nur zu! Sei kreativ und gestalte diese Challenge ganz nach deinem Geschmack.

Wie wäre es, wenn du am Ende dieser sieben Tage ein paar Fragen aus dem Hüfttagebuch nutzt und über die letzten sieben Tage reflektierst?

Meine Hüft-Playlist

Es gibt so viele Lieder, zu denen ich gern tanze. Bei dieser Playlist habe ich versucht, für jeden Geschmack etwas zusammenzustellen. Deshalb enthält sie Songs aus den 80ern, 90ern und 2000ern. Ich selbst bin ein Kind der 80er/90er und mag Hip-Hop und R&B sehr gern. Da ich aber weiß, dass das nicht jedermanns Sache ist, habe ich diese Playlist ein bisschen abwechslungsreicher gestaltet. Falls diese Playlist nichts für dich ist, erstelle dir unbedingt deine eigene Playlist.

Mein Hüft-SPA-Abend

Plane diesen Abend nur für dich und deine Hüften, ähnlich wie eine Entspannungseinheit, jedoch mit dem Fokus auf deine Hüften. Hier sind einige Ideen, wie du diesen Abend für dich gestalten kannst:

Wärmeanwendung: Hierfür kannst du eine Wärmflasche nutzen, um die Muskulatur zu entspannen und die Durchblutung zu fördern. Alternativ kannst du ein warmes Bad nehmen und ätherische Öle zur Entspannung hinzufügen, wie zum Beispiel Lavendel.

Sanfte Dehnungen: Mache sanfte Dehnungen aus diesem Buch oder dir bekannte Übungen aus dem Yoga für deine Hüften, um eine tiefe Entspannung zu erreichen.

Sanfte Massage: Nutze eine Faszienrolle oder einen Faszienball, um deine Hüften zu massieren und auszurollen.

Achtsamkeit und Entspannungsübungen: Mache eine geführte Meditation, die sich auf die Entspannung der Muskulatur deiner Hüften und deines unteren Rückens konzentriert. Im Anschluss kannst du eine Atemübung machen und die tiefe Bauchatmung praktizieren, indem du deinen Atem ganz bewusst in deinen Bauch lenkst und die Bewegung deiner Bauchdecke beobachtest.

Reflexion: Nimm dir am Ende des Tages Zeit, in deinem Hüft-Tagebuch zu reflektieren.

Tee und Ruhe: Bereite dir einen Tee zu, vorzugsweise einen, der beruhigend und entspannend wirkt. Das kann ein Schlaftee sein, wie zum Beispiel Lavendeltee oder Johanniskrauttee. Beende den Abend in einer ruhigen und entspannten Umgebung.

Danksagung

Ich danke dir für dein Vertrauen und dafür, dass ich dich ein Stück auf deinem Weg begleiten darf. Es bedeutet mir unglaublich viel, dass du dieses Buch in deinen Händen hältst.

Ich danke allen meinen Lehrern und Lehrerinnen und allen Teilnehmenden aus meinen Kursen, Workshops und Retreats. Ohne euch hätte ich viele der Erfahrungen, auf denen dieses Buch beruht, nicht sammeln können. Danke, dass es euch gibt und dass ihr ein Teil meines Lebens seid.

Ich danke meinem Mann Dan, der mich jederzeit unterstützt und wie kein anderer an mich glaubt. Danke, dass du immer an meiner Seite bist.

Ich danke meinen Eltern, die mir stets die Richtung gezeigt und mir gleichzeitig die Freiheit gegeben haben, meinen eigenen Weg zu gehen – auch wenn mein Vater, der durch und durch ein Krimi-Fan ist, mich überreden wollte, dass in meinem Buch unbedingt jemand sterben sollte. ☺ Vielleicht ist ja die ein oder andere bisherige Vorstellung über die Hüfte gestorben.

Ich danke dem Verlag und dem gesamten Team, das dieses Buch möglich gemacht hat. Ein besonderer Dank geht an Verena Schörner für ihr Vertrauen und die geteilte Vision, an Diana Napolitano, die beste Lektorin, die ich mir hätte wünschen können, und an Heike Kmiotek für ihre wundervollen Illustrationen und Designs.

Buch-Tipps

Dethlefsen, T. und Dahlke, R. (2015): *Krankheit als Weg: Deutung und Be-Deutung der Krankheitsbilder.* Goldmann Verlag

Govinda, K. (2006): *Chakra Praxisbuch: Spirituelle Übungen für Gesundheit, Harmonie und innere Kraft.* Goldmann Verlag

Hay, L. (2024): *Heile deinen Körper: Seelisch-geistige Gründe für körperliche Krankheit.* Arkana Verlag

Koch, L. (2012): *The Psoas Book* (Engl. Ausgabe). Eigenverlag

Northrup, C. Dr. med. (2023): *Frauenkörper – Frauenweisheit. Wie Frauen ihre ursprüngliche Fähigkeit zur Selbstheilung wiederentdecken können.* ZS Verlag

Rosenberg, Stanley (2017): *Der Selbstheilungsnerv: So bringt der Vagus-Nerv Psyche und Körper ins Gleichgewicht.* VAK Verlag

Staugaard-Jones, J. A. (2014): *Psoas-Training: Der Lendenmuskel als Schlüssel zu ganzheitlichem Wohlbefinden. Rückenschmerzen vorbeugen und Mobilität verbessern durch anatomisches Verständnis und die besten Übungen.* Stiebner Verlag

Quellenangaben

1 Robert Koch-Institut. »Arthrose«. Verfügbar unter: https://www.rki.de/DE/Content/Gesundheitsmonitoring/Gesundheitsberichterstattung/GBEDownloadsT/arthrose.pdf?__blob=publicationFile. Zugriff am: 09. Dezember 2024.

2 Helios Gesundheit. »Hüftarthrose«. Verfügbar unter: https://www.helios-gesundheit.de/magazin/news/03/hueftarthrose/. Zugriff am: 09. Dezember 2024.

3 Gesundheitsinformation.de. »Hüftarthrose (Coxarthrose)«. Verfügbar unter: https://www.gesundheitsinformation.de/hueftarthrose-coxarthrose.html. Zugriff am: 09. Dezember 2024.

4 Institut für Qualitätssicherung und Transparenz im Gesundheitswesen (IQTiG). »Qualitätsreport.« Verfügbar unter: https://iqtig.org/veroeffentlichungen/qualitaetsreport/. Zugriff am: 09. Dezember 2024.

5 Sportärztezeitung. »Hüftverletzungen und Erkrankungen«. Verfügbar unter: https://sportaerztezeitung.com/rubriken/therapie/9729/hueftverletzungen-und-erkrankungen/. Zugriff am: 09. Dezember 2024.

6 Aponet. »Rückenschmerzen: Hüfte oder Wirbelsäule?« Verfügbar unter: https://www.aponet.de/artikel/rueckenschmerzen-huefte-oder-wirbelsaeule-10050. Zugriff am: 09. Dezember 2024.

7 Gesundheitsinformation.de. »Rückenschmerzen bei Frauen: Anatomie und Hormone machen anfälliger.« Verfügbar unter: https://www.gesunde-frau-info.de/rückenschmerzen-bei-frauen-anatomie-und-hormone-machen-anfaelliger. Zugriff am: 09. Dezember 2024.

8 Helios Gesundheit. »Hüftarthrose«. Verfügbar unter: https://www.helios-gesundheit.de/magazin/news/03/hueftarthrose/?utm_source=chatgpt.com. Zugriff am: 09. Dezember 2024.

9 Niedenthal, Paula M. »Embodying Emotion«. Science, vol. 316, no. 5827, 2007, pp. 1002–1005.

10 Cuddy, Amy J. C., Caroline A. Wilmuth und Dana R. Carney. »The Benefit of Power Posing Before a High-Stakes Social Evaluation.« Psychological Science, vol. 24, no. 11, 2012, pp. 1364–1370.

11 Wittgenstein, Ludwig. Zitat verfügbar unter: https://www.brainyquote.com/quotes/ludwig_wittgenstein_139240 Zugriff am: 02. Februar 2025.

12 Innerbody Research. »Skelettanatomie: Hüfte.« Verfügbar unter: https://www.innerbody.com/image/skel15.html. Zugriff am: 09. Dezember 2024.

13 Innerbody Research. »Muskulatur der Hüfte«. Verfügbar unter: https://www.innerbody.com/image/musc08.html. Zugriff am: 09. Dezember 2024.

14 Ratgeber Nerven. »Psoas-Training und Probleme«. Verfügbar unter: https://www.ratgeber-nerven.de/rueckenschmerzen/hilfe/psoas-training/#probleme. Zugriff am: 09. Dezember 2024.

15 Judd, Naomi. Zitat verfügbar unter: https://www.brainyquote.com/quotes/naomi_judd_170356. Zugriff am: 02. Februar 2025.

16 Universitätsklinikum Gießen und Marburg. »Psoas und Hüfte«. Verfügbar unter: https://www.ukgm.de/ugm_2/deu/ugi_pso/7695.html. Zugriff am: 09. Dezember 2024.

17 Wikipedia. »Psychosomatik.« Verfügbar unter: https://de.wikipedia.org/wiki/Psychosomatik. Zugriff am: 09. Dezember 2024.

18 NetDoktor. »Amygdala.« Verfügbar unter: https://www.netdoktor.de/anatomie/gehirn/amygdala/. Zugriff am: 09. Dezember 2024.

19 Zitat: DasGehirn.info. »Die Amygdala«. Verfügbar unter: https://www.dasgehirn.info/grundlagen/anatomie/die-amygdala. Zugriff am: 09. Dezember 2024.

20 Ebd.

21 Ebd.

22 Cleveland Clinic. »What Happens to Your Body During the Fight-or-Flight Response.« Verfügbar unter: https://health.clevelandclinic.org/what-happens-to-your-body-during-the-fight-or-flight-response. Zugriff am: 09. Dezember 2024.

23 Rosenberg, Stanley (2017). Der Selbstheilungsnerv: So bringt der Vagus-Nerv Psyche und Körper ins Gleichgewicht. VAK Verlag.

24 Frauenärzte im Netz. »Kindliche und mütterliche Entwicklung in den Schwangerschaftsdritteln«. Verfügbar unter: https://www.frauenaerzte-im-netz.de/schwangerschaft-geburt/schwangerschaft/schwangerschaftsdrittel/ Zugriff am: 02. Januar 2025.

25 Lee, Ilchi. Zitat verfügbar unter: https://www.goodreads.com/quotes/3245790-without-knowing-energy-you-cannot-approach-your-soul Zugriff am: 02. Februar 2025.

26 Roth, Gabrielle. Zitat verfügbar unter: https://www.azquotes.com/author/19606-Gabrielle_Roth. Zugriff am: 09. Dezember 2024.

27 DK Sportphysio. »Faszien-Hype: Kritisch betrachtet«. Verfügbar unter: https://dk-sportphysio.de/faszinierend-oder-fast-nicht-belegt-der-faszien-hype-kritisch-betrachtet/?utm_source=chatgpt.com. Zugriff am: 09. Dezember 2024.

28 Faszienrollen.net. »Faszien-Studien«. Verfügbar unter: https://www.faszienrollen.net/studien?utm_source=chatgpt.com. Zugriff am: 09. Dezember 2024.

29 Delia, Lalah. Zitat verfügbar unter: https://www.goodreads.com/quotes/10604108. Zugriff am: 02. Februar 2025.